OHSAMA BUNKO

1週間でお腹から
スッキリやせる食べ方

小島美和子

安全に走りきれるように、体力をつけ、かつからだを引き締めるための栄養指導など、さまざまな場面で仕事をしてきました。そのような経験を通じて確信していることは、

「からだは、どんな人でも、いくつになっても、食べ方を変えることで、劇的によくすることができる」

ということです。

「○○を食べたら太る」「○○は体に悪い」というように、ダイエットや健康に関する情報は増え続け、私たちのまわりにあふれています。

そのせいで、間違った思い込みや知識にとらわれて、なかなか思うような結果を出せず悩んでいる人はたくさんいます。炭水化物を抜いたり、大好きなお肉を我慢しているのにやせられない、という相談もよく受けます。

下腹がぽっこりと出る原因は、実は「食べ過ぎ」ではありません。

主な原因は、「筋肉が落ちたこと」によるものです。

若いときは腹筋があるので、たとえ食べ過ぎてもお腹はたれず、そのときだけ前に

はじめに――「ぺったんこ」のお腹は、何を食べるかで決まる！

増えた体重がなかなか戻らない。
体重は変わっていないのに、体型が変わった。
昔履《は》いていたパンツのお腹まわりだけがきつい……。

そんな「お腹まわりの脂肪」を、見て見ぬふりをしてそのまま放っておくのはちょっと危険。お腹まわりから背中まわりへ……と脂肪はあっという間に増えて広がっていきます。手をうつなら、今！　です。

私は今までに、管理栄養士、健康運動指導士として、多くの人のからだを見てきました。たとえば、毎年夏恒例の「24時間テレビ」のマラソン企画で、ランナーの方が出てすぐに元通りに凹みますが、30歳を過ぎるとコルセットの役割をしていた筋肉がゆるみはじめ、下腹が前にも横にも出てきます。それに危機感を覚えて食事制限などをすると、脂肪を燃やしてくれる大事な筋肉がさらに減って、代謝が落ちて太りやすくなるという悪いサイクルに陥ってしまうのです。

つまり、スッキリしたお腹、スリムな体型を手に入れ、キープするために大切なのは、「何を食べないか」ではなく、**「何を食べるか」**なのです。本編で詳しく解説しますが、お腹をスッキリさせるには、「代謝の上がる食事」が欠かせません。

厳しい食事制限や無理な運動をしなくても、「正しく食べる」だけで、からだはみるみる変わっていきます。

そのための方法をわかりやすく、簡単に生活に取り入れられるように考えたのが、本書で初公開する「食べ方を変えるだけでやせる7日間プログラム」です。

ただ食事を減らすだけのダイエットとは違って、からだのコンディションを最高の状態に整える「食コンディショニング」というメソッドに基づいているので、**リバウンドなしで、あなたの若さと健康を一生保つことができます。**

下腹の余計な脂肪がなくなり、スッキリとしたお腹まわりが手に入る。
それだけではなく、肩こりや便秘、肌荒れなどの、モヤッとした不調からも解放されて、からだが軽く心地よく過ごせるようになる。そんな、すばらしい効果が得られます。

多くの人が、仕事に子育てにと忙しい毎日を送っています。そんな中でも自分のからだにちょっと意識を向けて、今日の食べ方や1日の過ごし方を少し変えただけで、1週間後には効果が目に見えて表われるのです。

いくつになっても、自分のからだは変えられる。

さあ、本書でそんな自分にびっくりしてみましょう!

小島 美和子

もくじ

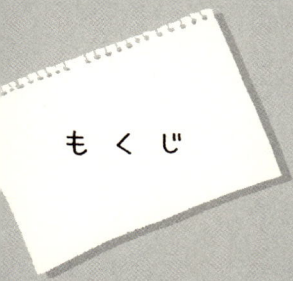

1章

「しっかり食べる」と、お腹からみるみるやせる！

――スッキリしたお腹、キュッと上がったお尻……
望み通りの体型を手に入れる

2章

食事を味方につけて、〝ずっと太らないからだ〟に！

――ウエストが減って、体調もぐんとよくなる15の食べ方

3章

始めて驚く「7日間プログラム」

――おいしく食べる、よく眠る……人生を変える「食コンディショニング」

5章

〈実例〉きちんと食べて、お腹がしっかり凹みました！

――「体型が変わって、心も前向きに！」「20代の自分を取り戻せた」……喜びの声が続々！

編集協力　大久保朱夏
イラスト　茅根美代子

「食コンディショニング」で起こる うれしい変化！

- ★ お腹まわりがスッキリする
- ★ 太りにくいからだに
- ★ からだが引き締まる
- ★ 肌つや、化粧ののりがよくなる
- ★ 顔まわりがスッキリ、シャープになる
- ★ 便秘が解消される
- ★ 朝イチから頭が冴え、午後も集中力が途切れない
- ★ 疲れにくくなる、肩こりなどの不調が解消される
- ★ からだが軽い、からだを動かしたくなる
- ★ 夜はぐっすり眠れて、目覚めがよくなる
- ★ 休日も朝から活動的に過ごせる

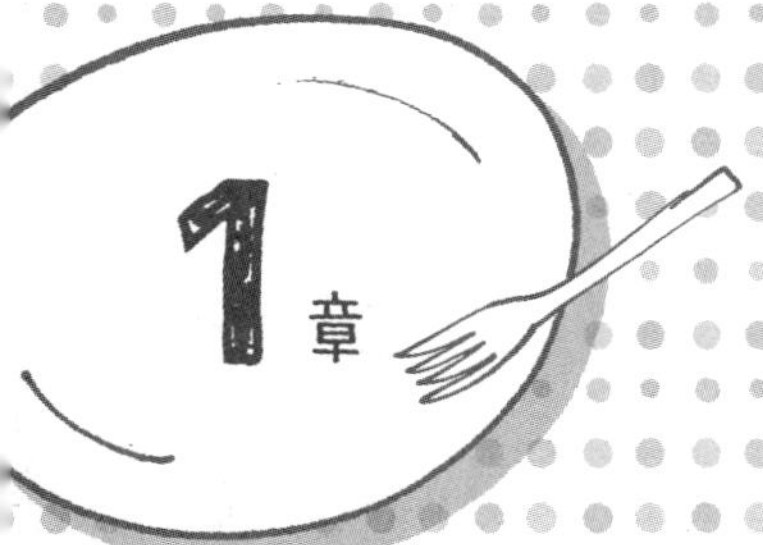

1章

「しっかり食べる」と、お腹からみるみるやせる！

――スッキリしたお腹、キュッと上がったお尻……
望み通りの体型を手に入れる

「やせてパサパサな人」、「引き締まったしなやかな人」

「やせる」「ダイエット」と聞くと、みなさんはどんな想像をしますか？

多くの人が、「炭水化物を抜く」「肉を我慢する」「○○は食べてはいけない」と、食事を制限することを思い浮かべるのではないでしょうか。

世の中には、「置き換えダイエット」や、「○○を食べるだけダイエット」などがあふれていますし、実際に、急激に摂取カロリーを減らせば、一時的に体重は減るかもしれません。

ですが、問題なのは、こんな**食事制限をすることで、必要な栄養素まで激減してしまうことです**。

その結果、体重は減っても、「脂肪」だけではなく、「筋肉」も減ってしまい、体重は減ったのに体型は崩れた……ということになってしまうのです。

筋肉の少ないからだは代謝が悪く、食べる量を減らしても、やせることなどできません。

しかも便秘になったり、疲れやすかったり、肌がカサカサになったりするなど、体調も悪くなります。

ダイエットの本来の目的は、「望み通りの体型を手に入れて、自信を持つこと」「健康なからだで生活を輝かせること」のはず。これでは本末転倒です。

また、無理に食事を我慢しても結局続かず、リバウンドをくり返すことに。これは筋肉がどんどん削られて、体脂肪だけが蓄積される、一番恐ろしいパターンです。

私たちのからだは、脂肪を燃焼させることは比較的簡単にできますが、一度落ちてしまった筋肉を取り戻すのは大変です。

「低カロリーでヘルシーなもの」を食べてもお腹は凹まない

本書の一番のポイントは、
「しっかりと食べて、お腹まわりをスッキリさせる」
こと。
そんな方法があるの？　という声が聞こえてきそうですが、あるのです。
それが**「食コンディショニング」**です。
ポイントは、２つだけ。

「何を食べるか」と、**「いつ食べるか」**です。

「何を食べるか」というと、多くの人は「やせるためには、できるだけ食べずに我慢すること。そして食べるなら、低カロリーでヘルシーなものを」と考えます。

では、「ヘルシーなもの」とは何でしょうか？

サラダ、果物、お酢、ヨーグルト……いろいろと出てくると思います。

ですが、「何がヘルシーか」は、実は食べる人によって違うのです。

たとえば家族で同じ食事をしていても、太る人もいればやせる人もいます。

夫は太らないのに、妻は下半身に肉がついてしまった、ということもあります。

これは、人よって食べ物からとった栄養素の活用度、すなわち代謝が異なるからです。

ですから、世間で「ダイエットにいい」「ヘルシー」と言われているものを食べても、やせるかどうかは、その人の「からだ」次第なのです。

同じものを食べても差が出る理由がここにあります。

さらに、同じ人であっても、年齢によって代謝が変化するので、からだに合う食べ物は変わってきます。だから20代で成功したダイエット法を、40代になってやってもうまくいかないのです。

「いつも今の自分のからだの状態に合ったものを食べる」

「そのために、自分のからだの状態を知る」

ことが何より重要です。

ここに、お腹スッキリのポイントがあります。

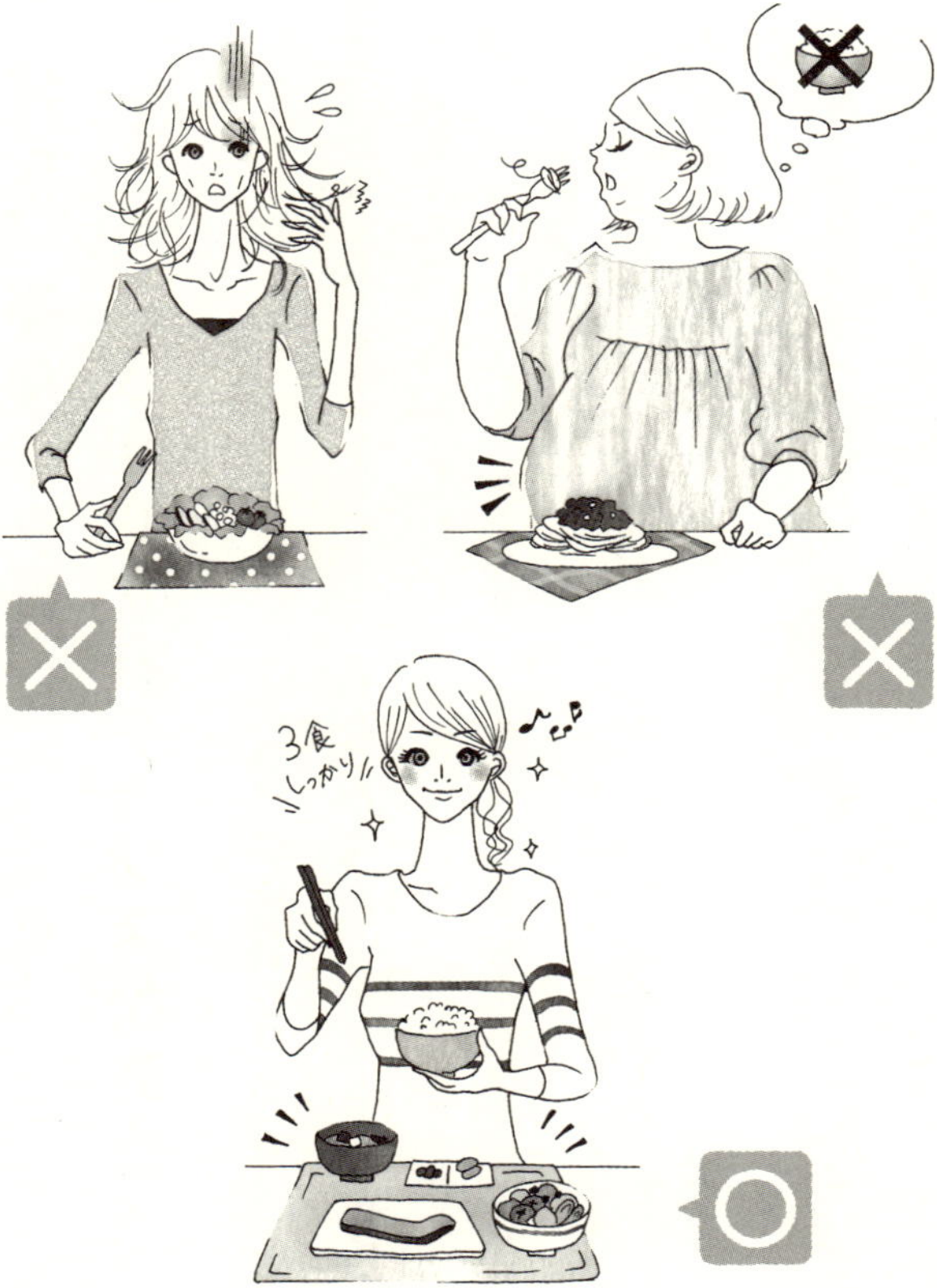

“しっかり食べる”とからだが引き締まる

朝食、昼食、夕食——1日3回やせるチャンスがある

食べてお腹をスッキリさせるために、もっとも大切な要素が、「いつ食べるか」、つまり**「時間」**です。

最新の栄養学では、**「いつ食べるか」によって太り方が全然違う**、ということがわかってきました。

たとえ食事の中身にどんなにこだわっても、食べる時間がよくないと、からだは脂肪をため込んでしまうのです。

私たちのからだには体内時計が備わっています。

この体内時計によって変動するのが代謝。食べたものがからだの成分になったり、活動のエネルギーになっていく状態です。

朝、目覚めてから、太陽の光を浴び、朝食をとることで代謝が上がりはじめます。昼間は代謝がピークになり、夕方から夜にかけて下がりはじめます。

このように代謝は1日の中で変動しているので、時間帯によって、からだが必要としているエネルギーの量がまったく異なるのです。

わかりやすくいうと、同じ食事をとっても、代謝がいい時間帯なら、食べたものは活動のエネルギーとしてしっかり使われるので太ることはありません。栄養素も有効活用されるので筋肉もつきやすくなり、お腹まわりもスッキリ、体調もよくなります。反対に、代謝の悪い時間に食べたものは、使われずに脂肪として蓄積されてしまいます。

だからこそ、

・朝はしっかり食べて代謝のスイッチを入れる
・昼は代謝がいい時間帯なので、好きなものを楽しむ
・代謝が下がりはじめる夜は、何を食べるかよく考える

このように、「**からだの時計に合わせて、食事をする**」。

たったそれだけで、やせる・疲れにくくなる・動きやすくなる、という、いいことづくめの変化が起こるのです。

すると、たとえば「終業後、英会話スクールに通いたいけれど、疲れていて通う自信がない」と言っていた人が、充実したアフターファイブを過ごせるようになったり、寝て過ごしているだけだった休日も、朝からアクティブに活動できるようになったりと、生活サイクルや習慣、行動まで変わっていきます。

「食コンディショニング」を実行することによって、お腹まわりがスッキリするだけでなく、生活全体がイキイキと輝くものになるのです。

「食コンディショニング」の3ステップ

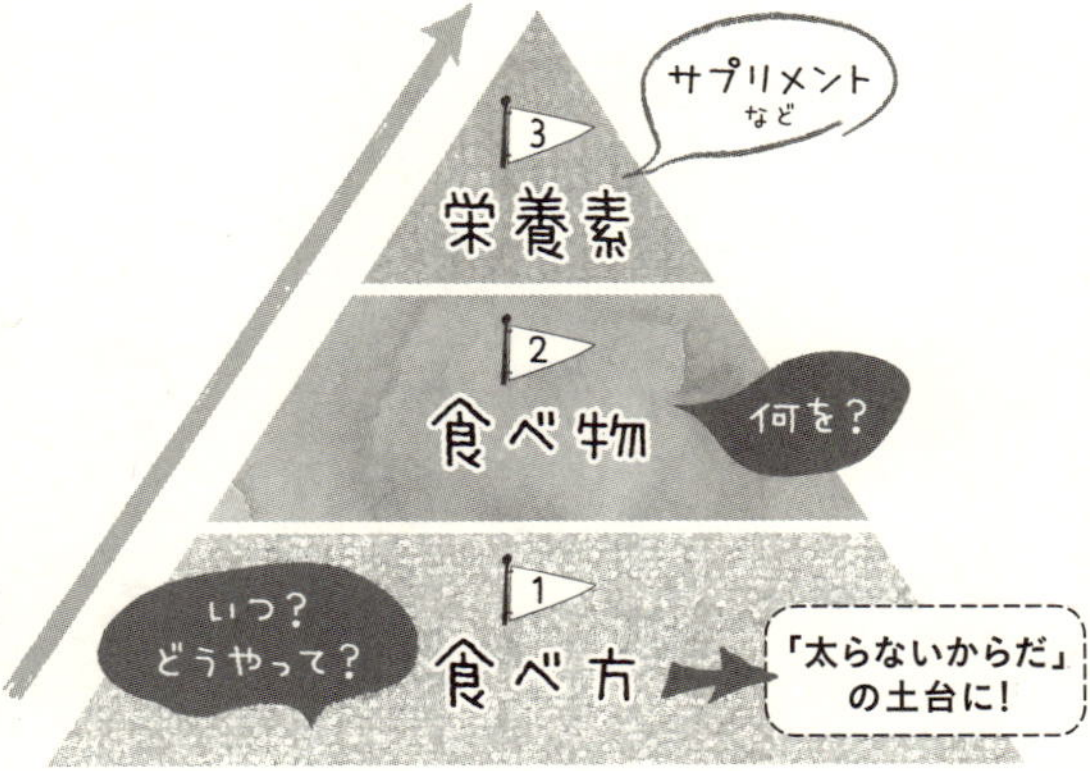

1 食べ方：食べる時間、3食の配分を変える

2 食べ物："何を食べるか"を選ぶ

3 栄養素：ピンポイントで補給する

食コンディショニング®
SHOKU-Conditioning

食べる量を減らすだけでは、筋肉がどんどん削られる

今まで気にならなかった革製のバッグを重たいと感じるようになった、ロングコートは肩がこるから軽いダウンコートばかり着るようになった、などということはありませんか？

からだが以前よりも重たく感じるのは、脂肪が増えたのが原因ではなく、筋肉が減ったことが原因です。

ここで大切なのは脂肪を減らすことよりも、筋肉を減らさないことです。筋肉さえしっかりあれば、脂肪は自然に燃焼されるからです。

一般的に筋肉は、40歳から年に0・5％ずつ減少します。脂肪を押さえるコルセットの役割を果たしていた筋肉がなくなると、お腹が出っ張ってくる「体型の変化」だ

けでなく、もうひとつ大きな問題が出てきます。

それが、基礎代謝の低下です。

基礎代謝とは、じっとしていても、寝ていても消費するエネルギーのこと。

このエネルギーの約25％は、筋肉で消費されています。

だから筋肉量が減少すると、基礎代謝がガクッと落ちて、「食べる量は変わっていないのに太る」ということになってしまうのです。

・筋肉が減ってからだが重たい

・からだが重たいからさらに動かなくなる

・これではいけないと食べる量を減らし、さらに筋肉が落ちる……

という悪循環に陥るのです。

反対に、**筋肉というコルセットをしっかりと身にまとっている人は、脂肪を燃焼できるだけでなく、からだが軽く、疲れにくく、いつでもハツラツ**としています。そのため自然に活動量が増えるので、太らない好循環ができるのです。

この大事な「基礎代謝を上げる食べ方」を、3章で具体的に説明します。

ダイエットは「体重」よりも「体型」をチェック！

近頃、体型を隠す服ばかり買っていませんか？

ショーウィンドーに映った自分のシルエットから目をそらしていませんか？

最近では、女性下着メーカー各社から、下着からはみ出したぜい肉を目立たせない工夫が施されたボトムやブラジャーが次々と発売され、売れ行きが好調です。体型を気にする人が増えている証拠ですね。

年齢を重ねると、お腹まわりの筋肉というコルセットがなくなること、代謝が悪くなることのダブルパンチで、脂肪がまずお腹全体にびっしりとつきます。

さらに、そこで収まらなくなると、わき腹や背中にまわっていき、上半身全体が丸みをおび、厚みを増してしまいます。

こうして、いわゆる老けた印象を与える「おばちゃん体型」ができあがります。

上半身の脂肪が少なくコンパクトであれば、全体のバランスがよくスマートに見えます。ですが、上半身に厚みが出てくると、一気にバランスが崩れてしまうのです。

特に筋肉量が急激に減少し、それにともなって基礎代謝が低下する40代以降は、個人差が大きくなります。

体型は、1日1日、何をどう食べるかで、1カ月後、半年後、1年後にまったく変わります。

今日からでも、朝食はしっかり食べる、夕食の時間をできれば1時間でも前倒しにするなど、できることから始めてみましょう。

〝やせサプリ〟——女性ホルモンがどんどん出る食事

「やせ型」の女性の比率がこの10年でもっとも高くなっている、という厚生労働省のデータが発表されました。

特に、若い女性がもっとも多く、5人に1人がＢＭＩ（体格指数）の「やせ」に該当し、その割合は増える一方です。

見た目や体型を気にしている方が多いのはいいことかもしれませんが、その努力が間違っていないかが心配です。

きちんと食べずに、ただ我慢するだけのダイエットをくり返したり、やせ過ぎていると、健康で美しいからだを保つために必要な女性ホルモンが正常に分泌されません。

女性ホルモンのエストロゲンには、脂肪を燃焼したり、髪の毛のつやを保ったり、

うるおった肌をつくる働きがあります。女性らしい透明感やしなやかさは、このエストロゲンがつくっています。

20代の女性の保健指導をすると、無月経や月経不順の人がとても多いことに驚きます。やせ型なのにお腹だけぽっこり出ているという人は、女性ホルモンがきちんと分泌されていない可能性があります。

食事をちゃんととらないということは、脂肪を燃やして美しくなれるチャンスを自ら捨てているようなものです。

食事をしっかりとって、女性ホルモンの力でツヤツヤとうるおっている女性。

食べるものを我慢して、「ダイエット中なの」が口ぐせの女性ホルモン不足の人。

どちらが美しく健康的か、一目瞭然です。

引き締まったお腹をつくる強い味方

お腹まわりに脂肪がついてから時間がたつと、戻すのにもそれなりに時間がかかります。

しかし、短期間の変化をとらえながら、生活をほんの少し修正すれば、すぐに元のからだに戻すことができます。

そのためには、できれば毎日、少なくとも週に1回は体重や腹囲を測って、変化を確認しましょう。

日々の変化を正確に知るためのポイントは、いつも決まった時間に計測することです。食後や入浴後はからだの水分量の影響を受けやすいので、朝起きてトイレに行ったあとがベストです。前日より増えていたら、今日のおやつを控える、いつもより歩く時間を増やすというように意識して生活すれば、1日できっちり戻すことができます。

また、近頃では体脂肪量までわかる体重計が多くなりました。できれば、体重だけでなく体脂肪もチェックできるものを使いましょう。

体脂肪量の変化を見ると、からだの中の何が変化しているかがわかります。

たとえば、食事を見直して活動量を増やした結果、体重が2kg減り、体脂肪も2kg減っていたら理想的です。

体重は2kg減っているのに、体脂肪は1kgしか減っていなかったら、筋肉や水分が減っていることになるので、代謝は落ちています。

体脂肪率しか表示されない体重計でも、体脂肪量は計算できます。

体重(kg)×体脂肪率(%)÷100=体脂肪量(kg)

(例)体重50kg×体脂肪率25%÷100=体脂肪量12・5kg

「体脂肪率」は日々、変化しますが、これは体内の水分量によって出る誤差で「体脂肪量」の変動ではありません。体脂肪量のような体組成（からだが何でできているかを示すもの）は、日々変化するものではないので、月単位でチェックする程度でも十分です。

最近は、体重や体組成を記録できるアプリもあります。体組成計と連動して自動記録されるサービスも充実しています。

私は日々の体重を記録して週末に確認し、体組成は月に1回計測し、1カ月単位で振り返っています。

体重、体脂肪量をアプリでグラフにしてみると、からだの中身の変化がひと目でわかります。

記録を見返すときは、体調もあわせて振り返ってみましょう。すると、どんな数値のとき、コンディションがいいのか、悪いのかがわかります。

たとえば私の場合、忙しくて運動不足になったにもかかわらず体重が減ったときは、体脂肪だけでなく筋肉も落ちています。

こういうときは、体重は減っていても、からだは重たく感じます。

逆に、トレーニングの時間がつくれているときは、体重は減っていなくても、体脂肪が減って筋肉が増えています。

そういうときは、午前中から活動的に過ごせたり、午後もバテずに精力的に仕事をこなせたりと、調子も上がっていることが実感できるのです。

雑誌などでモデルさんや女優さんなどの美容に関するコメントを見ていると、「体重自体はあまり気にしていない」と言う人がけっこう多くいます。体型を維持し、いい体調を保つ努力をしていると、結果的にベストな体重が保たれるからでしょう。

このように、**自分のからだの状態を「数値」と「感覚」の両方の面でチェックする**ことを続けると、からだに対する「感度」が上がり、ちょっとした変化にも気づきやすくなります。

ためしに、今日、体重計に乗る前に「今何kg?」と自分にクイズを出してみてください。

そして、「今のからだの感覚では〇kg」と考えてから、体重計にのります。

誤差はどのくらいありますか？

この2つの数値がぴったり合っている人は、「体重感度」が高い人です。

誤差が1kg以上あったという人は、自分のからだに関する感度が鈍っている可能性が大です。からだが必要としていないものを食べ過ぎたり、本当に必要な栄養素はとれていなかったり……と食生活が乱れて、体重が増えやすくなっています。

まずは、体重計にのる回数を増やして、自分の「感覚」と「数値」の両方をチェックする習慣を身につけましょう。

1kg増えても、次の日に1kgすぐに落とせる……そんな生活ができれば理想です。「体重感度」が高くなると、からだの感覚だけで食事の量や運動量を調整できるようになります。

最終的には、数値を見なくても、からだで感じて、体型を維持できるようになるのです。

2章

食事を味方につけて、“ずっと太らないからだ”に！

——ウエストが減って、体調もぐんとよくなる15の食べ方

知っていると大違い！お腹からやせる食べ物、生活習慣

これまでたくさんの方の食生活を見てきましたが、多くの人が、やせるため、お腹を凹ませるためと我慢したり、「ヘルシーだから」と食べたりしているものが、実はお腹ぽっこりをつくっていた、という残念な状態に陥っています。

この章では、そんなよくある間違いと、その理由をまとめていきます。

食べるべきものを食べていなかった、意外なものが落とし穴になっていた……そんな発見があるはずです。

これが「お腹を凹ませる」食べ物

主食

ごはん：玄米・雑穀入り胚芽精米

パン：ライ麦パン・全粒粉パン

めん：そば・全粒粉パスタ

副菜

野菜：旬の野菜を中心に
色の濃いものを
欠かさない
（イモやカボチャは
夜は控え目に）

主菜

肉：鶏ささみ、鶏むね・
豚ヒレ・牛ヒレ

魚：たら・かれい・カツオ・
アジ・鮭・いか・エビ・貝類

大豆製品：納豆・豆腐・豆乳

卵

毎食、主食・主菜・副菜をそろえる

量に注意

果物：朝、旬のものを生で食べる

乳製品：低脂肪、無脂肪の牛乳・ヨーグルト

砂糖：てんさい糖・メイプルシロップ・はちみつ

油：植物油を中心に　動物性の脂は控え目に

粉：全粒粉・グラハム粉・ライ麦粉

朝食でとるべきは、「体温を上げる食べ物」

栄養指導をしていると、「朝はパンとコーヒーで軽めにしています」と言う人がたくさんいます。

実は、この**「軽めの朝食」こそ、お腹に脂肪をためる原因**になっています。

朝食を抜くとなかなか体温が上がらず、１日中代謝が低く、消費エネルギーの少ない状態が続き、結果的に太りやすくなってしまうのです。朝食を抜く人は、朝食を食べる人と比べて５倍太りやすいというデータもあるくらいです。

これは朝食だけの特徴で、昼食や夕食を抜いても、このような差にはなりません。

「脂肪を燃やすためには、運動すればいい」とよくいわれます。

そこで、多くの人がジョギングを始めたりするわけですが、週1～2回、1時間程度の運動では、消費カロリーもおにぎり1個分増える程度です。

それよりも、代謝を上げて、こまめに消費するエネルギーを増やすほうが、よほど効率的です。1時間あたりで消費エネルギーが数kcal増えただけでも、1日分を合計すると、ちょっとした運動に相当する消費エネルギーになるからです。

さらに、朝食を抜く生活を続けていると、どんどん太りやすいからだをつくる、もうひとつの理由があります。

ちょっと難しくなりますが、私たちがふだんの生活で使うエネルギー源は、糖質と脂質です。脂質は体脂肪として大量に貯蔵できますが、糖質は貯蔵できる量が限られています。夕食でとって蓄えた糖質は、寝ている間に使われ、朝になるとかなり少なくなっています。

脳は糖質しかエネルギー源として使えないので、朝食をとらずにいると、足りない糖質を補うために、筋肉を壊しはじめます。

こうして筋肉が減ることで基礎代謝が落ちてしまうので、太りやすいからだになるのです。

「朝食に米」で、1日の消費エネルギーをぐっと増やす

朝、パンとコーヒーでも、まったく食べないよりずっといいのですが、これだけでは十分に体温が上がりません。**おすすめなのは、「ごはん食」**です。

朝のからだが最優先で必要としている栄養素は糖質です。ごはんのほうがパンよりも糖質を多くとることができます。

そして、糖質と一緒にとりたい栄養素はたんぱく質です。たんぱく質は、それ自体を代謝するのにエネルギーをたっぷり使いますし、筋肉のもとになるもの。お腹まわりをスッキリさせるために欠かせない栄養素です。

糖質とたんぱく質と聞くと、手の込んだごはんをつくらなくてはと思うかもしれませんね。でも、手軽にとれる納豆ごはんや卵かけごはんで十分ですよ。

注意したいのは脂質のとり過ぎです。脂質が多くなるとカロリーが高くなるだけでなく、体温の上がり方が抑えられてしまいます。

パン食には、バターやベーコンをはじめ、サラダにかけるドレッシングなど脂質の多いものがよく合うのです。脂質のとり過ぎを抑えるためにも、私は「ごはん食」をおすすめします。

どうしても朝はパンがいいという人は、菓子パンやクロワッサンなどの脂質の多いデニッシュ系は避けて、食パンやフランスパンに脂質の少ないおかずを添えてください。朝食にシリアルを食べる人も増えていますが、意外に脂質が多い商品もあります。購入するとき、栄養成分表示を見比べて、脂質の少ないものを選びましょう。組み合わせる牛乳やヨーグルトは、低脂肪や無脂肪のものにするのもよい方法です。

また、砂糖を添加した甘いシリアルは避けること。朝のからだは糖質を必要としていますが、砂糖のように急激に血糖値を上げる糖質は、脂肪になりやすいだけでなく、食後に眠くなったり、だるくなったりすることもあります。砂糖やシロップを添加してあるかどうかは、原材料表示で確認することができます。

2 「朝の冷たいスムージー」は内臓脂肪を増やす

美容や健康意識の高い人たちの間で、スムージーがブームになっています。

お気に入りの野菜と果物をブレンドするだけで、ビタミンや食物繊維を手軽にとることができます。なめらかな舌触りに仕上がる高級ミキサーや、1人用のタンブラータイプのミキサーも発売され、スムージーが朝食の定番になった人もいるでしょう。

ですが、お腹まわりをスッキリさせる観点からすると、朝の冷たいスムージーに頼りすぎるのはおすすめできません。

「美容やダイエットのために」とスムージーを朝食のメインとして飲んでいる人は、一度自分のからだの状態を確認してください。

毎日、スムーズな排便はありますか？
からだは冷えやすくなっていませんか？
朝、からだの中から活力が湧いてくる感覚がきちんとありますか？

朝食の大きな目的は、しっかりと体温を上げて、代謝のいい状態をつくり、1日の消費エネルギーを増やすこと。ですから朝、口に入れる食べ物の温度には注意が必要です。できるだけ体温より低い冷たいものはとらないこと、できるだけ温かい食べ物をとることです。

スムージーに使われる野菜や果物、水分は多くの場合、冷蔵庫から出したばかりではないでしょうか。また、飲みやすくするために氷を入れることもあり、いっそうからだを冷やしてしまいます。

冷たいスムージーを毎朝飲んでいる人は、**からだが冷えて代謝が悪くなっていること**があります。

特に女性のほうが男性よりも筋肉量が少ないので、冷たいスムージーだけの朝食は避けましょう。

基本的に、体温より冷たい飲み物を飲んだほうがいいのは、真夏に屋外で運動して早く体温を下げないといけないときだけだと思ってください。

朝に口にするものは、冷たい水より常温の水、常温の水より温かい白湯《さゆ》というように選んでいきます。

料理もできるだけ温かい状態でとるのが理想的です。

常温の材料、ホットスムージーならOK

とはいえ、忙しい朝に、手軽に糖質やビタミンがとれるスムージーは重宝です。

そういう場合は、氷は入れず、使う水、果物は常温に置いておくこと。

そしてショウガやスパイスなど、からだを温める食材をプラスするのもよい方法です。

特に冬場は電子レンジで温めたりしてつくる、ホットスムージーにするのがいいで

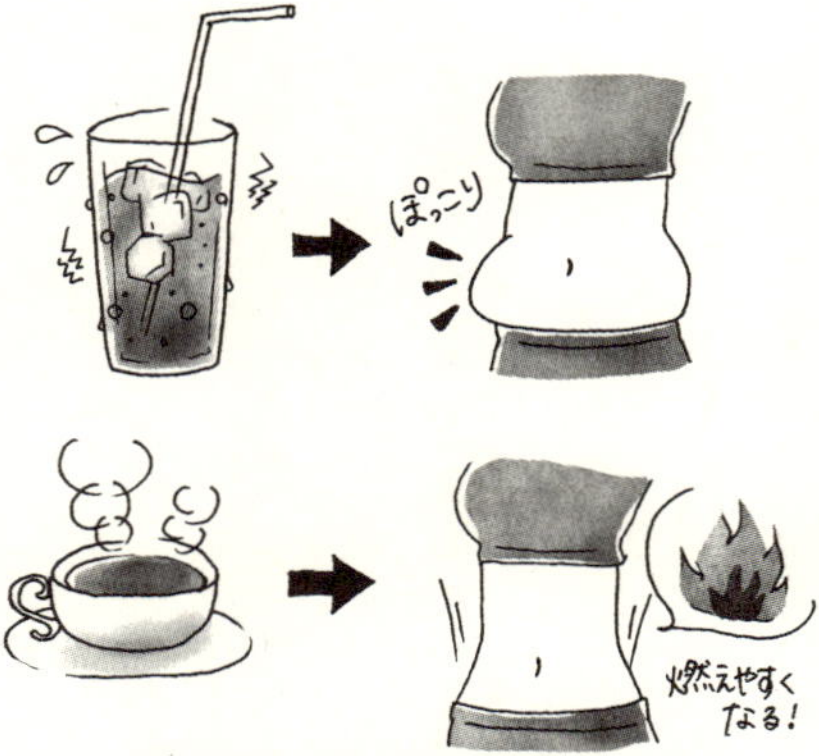

“温めて”脂肪を燃やす

しょう。

からだを冷やさず、栄養バランスをアップするためにも、朝食をスムージーだけですませないようにしましょう。

スムージーだけでは、エネルギーも栄養素も不足します。

炭水化物とたんぱく質の食事に、スムージーを添えることで栄養バランスはよくなります。

納豆ごはんや、チーズトーストなど、軽めの食事にスムージーを組み合わせるとよいでしょう。

3

ランチはボリュームたっぷりでも太らない

昼間はもっとも代謝が高く、食べたものが脂肪になりにくい時間帯です。

ランチは1日の中で一番カロリーを気にせず食べられるのですから、いろいろな栄養素をたっぷりとることを最優先にメニューを考えましょう。

「お腹を凹ませたいからランチはおにぎりだけ、サラダだけ」というのは、一番避けたい食べ方です。このようなランチを習慣にしていると、慢性的に栄養素が不足した状態になります。

夕方にはお腹が空いてイライラしたり、お菓子を食べてしまうことにもなりかねません。実際、食事量が少ない人ほど間食が多い傾向があります。

お腹まわりをスッキリさせ、アクティブに過ごすためには、炭水化物やたんぱく質、ビタミン類など、いろいろな栄養素をとる必要があります。

そのためには、**単品料理より定食やランチセットを選ぶ**のがおすすめ。

パンを食べるなら、具だくさんのサンドイッチを選んでください。

パスタならペペロンチーノや明太子パスタではなく、できるだけ具の種類が多い魚介類のパスタや、肉と野菜のトマトソースなどを選ぶといいですよ。

揚げ物など高カロリーなものを食べたいときは、無理に我慢せず、脂肪になりにくい時間帯のランチで楽しみましょう。

お腹まわりをスッキリさせながら、おいしいものを食べて気持ちを満たすためにも、ランチの時間をめいっぱい活用してください。

4 「夜の食べ過ぎ」は、次の日の午前中で帳消しにする

「飲み会がある日は、ランチは軽めにすませる」

「夜にたくさん食べる日は、ランチは抜いてしまう」

これはダイエット中の人でなくても、やっている人が多い間違った食べ方です。

夕食でしっかり食べる予定がある日、ランチを軽めにすませると、たしかに1日の総カロリーはふだん通りに収めることができます。

しかし、せっかく我慢して努力しているこの調整方法が、お腹に脂肪をため込んでいるのです。ランチできちんと栄養素を補給していないと、夜食べる時間のだいぶ前に、ランチでとった糖質を使いつくしてしまい、活動のエネルギーを得るために、筋肉を取り崩して糖をつくることになります。

さらに、夜食べはじめるときには、かなり空腹な状態でスタートしているはず。何を食べても血糖値が急上昇し、脂肪も合成されやすくなります。午後に取り崩した筋肉は戻らず、脂肪だけが増えるプチ・リバウンド状態をつくることに。

「夜食べる量が多くなるからお昼を控える」は、一番太りやすく、体調を乱しやすい食べ方なのです。

飲み会で「太りにくい食べ方」を実践

お腹まわりをスッキリとさせる食べ方を、食コンディショニングでは、**「前向き食」**と呼んでいます。

「次の食事までの時間と活動量」で、今回の食事量を決めるという食べ方です。

飲み会があるからランチを軽めにすませるというのは、お腹に脂肪をためる「後ろ向き」の食べ方です。夕食の飲み会から後ろを振り返ると、ランチを軽めにした分、飲み会ではいっぱい食べていいように思えます。

しかし実際は、昼食を軽めにした分、夕食では食べれば食べるほど、ダイレクトに脂肪になります。

また、夜に食べ過ぎれば当然、翌朝は食欲がありません。ここで再び後ろを振り返り、前夜いっぱい食べたから朝は抜く……。これがさらに代謝を乱す要因になります。

こうして「後ろ向き食」が続くと、あっという間にお腹の脂肪は増えていってしまいます。

夜に飲み会や会食がある日でも、ランチはいつも通りに食べてください。

すると、適度な空腹感で夕食を迎えられるので、早食い・食べ過ぎも防ぐことができます。そして、飲み会や会食で、揚げ物は1品まで、食物繊維の多い料理を最初に食べるなど食べ方の工夫をしましょう。可能な範囲でいいですよ。

翌朝、空腹感がなければ、野菜ジュース程度ですませて、その日の昼食前には空腹感があるように調整します。

夜の会食での調整方法は、P168の事例で具体的に紹介しています。

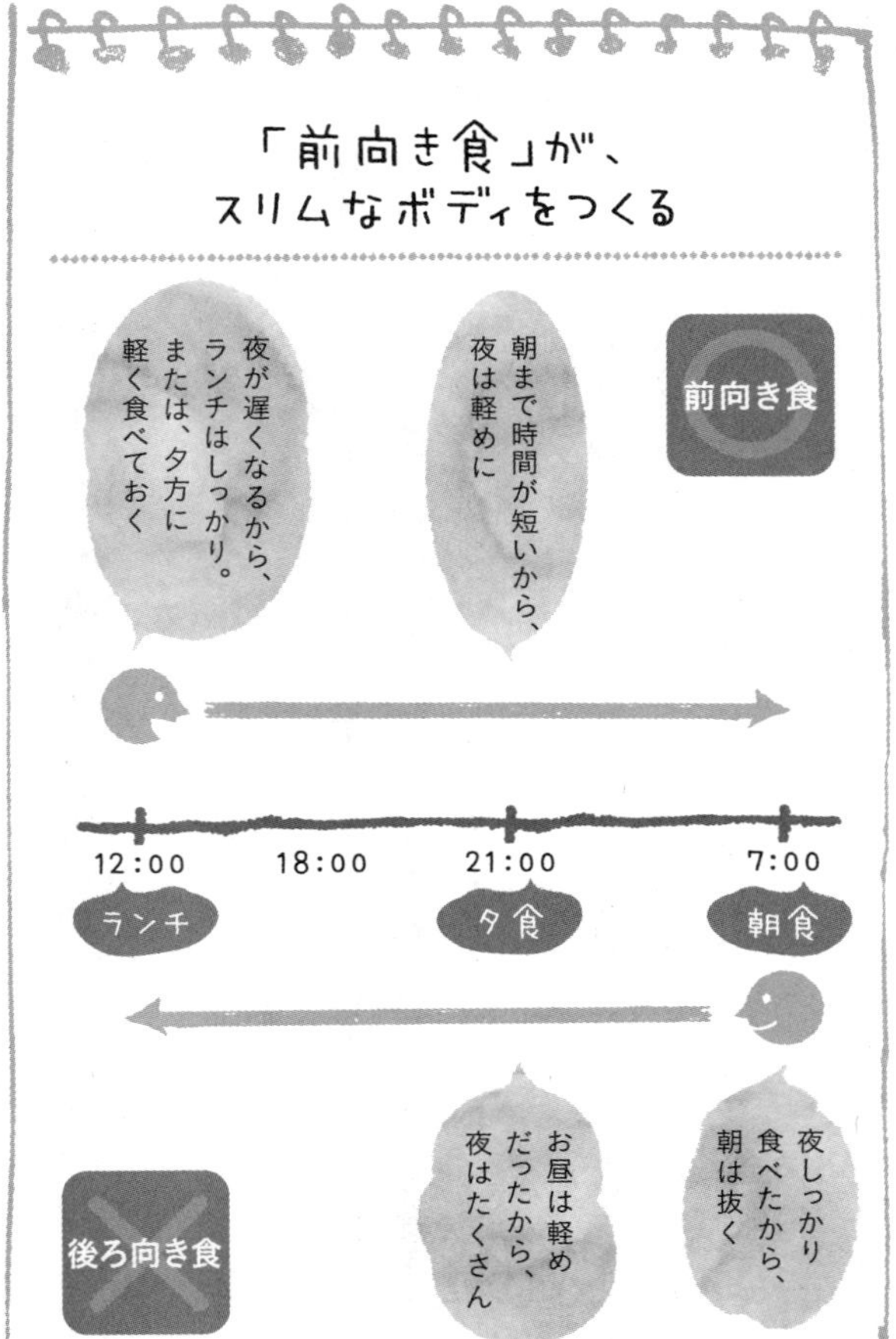
「前向き食」が、
スリムなボディをつくる
前向き食
朝まで時間が短いから、夜は軽めに
夜が遅くなるから、ランチはしっかり。または、夕方に軽く食べておく
12:00
18:00
21:00
7:00
ランチ
夕食
朝食
後ろ向き食
夜しっかり食べたから、朝は抜く
お昼は軽めだったから、夜はたくさん

5 夕食が20時を過ぎる人の「太らない食べ方」

　仕事の関係で、どうしても夕食が20時を過ぎてしまう、遅いときには23時近くになる、という人もいるでしょう。遅い時間に食べると太るからと、ここで**夕食を抜くのは絶対にNG**です。昼食から翌日の朝食まで食事をとらないことになり、からだの中はかなりのエネルギー不足に。これもお腹ぽっこりの原因になります。

　夕食をとる時間がない、遅くなることがわかっている日には、昼食をいつもよりしっかり食べる。あるいは、夕方におにぎりをひとつ食べておきます。家に帰って魚や豆腐など低脂肪のたんぱく質食品と、野菜のおかずを食べる、というようにします。

　こうすることで、太らないようにしながら、かつ、からだに必要な栄養素をきちんととることができます。夕食時間が遅くなっても、食後、できるだけ早く休みましょう。食べてすぐに寝ると太るから、夜遅くても食後はできるだけ起きているという人がいますが、あまり意味はありません。夜の代謝は低くなっているので、起きていても寝ていても消費カロリーはあまり変わらないからです。

早めに就寝して、翌朝スッキリ目覚めるほうが、からだをリセットできます。就寝前はお風呂でゆっくり湯船につかり、からだを温めてからベッドに入ります。これで、寝ている間の代謝を少しでも上げることができます。

翌朝は、いつもの時間に起きてすぐにカーテンを開けて外の光を入れ、朝食をとりましょう。あまり食欲がないときは、糖質やビタミン、水分がとれる生の果物がおすすめです。こうして朝のスイッチを入れると、前日の疲れを引きずらず、いい体調で1日をスタートさせることができます。

そしてこの日は、夜遅くなる予定を入れないこと。体内時計の働きで、起床から16時間後くらいには、睡眠ホルモンが増えはじめます。朝6時に起床したなら、夜の10時の睡眠ホルモンが増えはじめる時間に合わせて寝る準備を始めます。すると、ぐっすりと眠ることができ、1日で完全にからだのリズムを戻すことができるのです。

6 ヘルシーな〝野菜中心生活〟で、からだはたるんでしまう

スレンダーで引き締まったからだをしている人ほど、「肉をよく食べている」と言います。反対に、野菜しか食べない、という人はスレンダーかもしれませんが、引き締まった感じがしません。

引き締まったからだをつくる筋肉を保つためには、良質なたんぱく質がとれる肉は欠かせないからです。

肉の主な栄養成分はたんぱく質と脂質。できるだけたんぱく質が多く、脂質の少ないものを選ぶことがポイントです。種類や部位によって違いますが、「見た目が白い肉」は脂肪が多いと覚えておくといいでしょう。

次に量です。たんぱく質は体内で常に一定量が消費されるので、とり過ぎた分は脂

肪に変わります。とりだめができないので、**「たんぱく質はこまめにとる」が鉄則。**肉の1食の目安量は70g程度です。低脂肪の鶏ささみやむね肉なら100g程度とってもOK。逆にばら肉など高脂肪の肉の場合は、脂質が多いので量は控えめに。70gでは量が足りない場合は、鶏手羽肉やスペアリブなど骨つき肉を使うのもよい方法です。野菜などと一緒に炒めたりして、ひと皿のボリュームを出すといいでしょう。

「肉を避けて野菜中心の食生活をする」というと、ヘルシーなイメージがありますね。たしかに野菜は低カロリーで、ビタミンやミネラル、食物繊維が摂取でき、野菜特有の栄養成分もたくさんあって、がん予防や動脈硬化予防、老化予防などにも効果があります。

ですが、野菜は穀類やたんぱく質食品と組み合わせるからこそ、からだにとって重要な役割を果たしてくれます。

野菜中心の食事にすると、エネルギー源のたんぱく質、脂質、炭水化物が不足して、筋肉が減り、全体に「ぽよっ」として、たるんだ印象に。お腹に脂肪がたまりやすくなるだけでなく、老化が進みやすく、疲れやすくなってしまうのです。

7 朝の果物は〝金〟、夜の果物は〝毒〟!?

果物も、食べ方を間違えると「太る原因」になりやすい食べ物です。

朝はスムージーやフルーツヨーグルトなどで必ず果物を食べて、昼間の水分補給も果汁100％飲料、おやつにドライフルーツ、夕食後のデザートに果物というように、健康や美容のためにと、果物をよく食べている人がいます。

果物で補うことができるのはビタミンCやカリウム、食物繊維です。野菜にはビタミン、ミネラル、食物繊維、その他の抗酸化物質などが含まれています。栄養素の種類や量を総合的に見ても果物は野菜の代わりにはなりません。

野菜は食べ過ぎても余分な水溶性の成分が排出されてしまうくらいで、特に悪影響はないのですが、**果物は糖分のとり過ぎにつながります。**

果物の糖分は、果糖やブドウ糖、ショ糖です。いずれもお腹まわりの脂肪に直結します。「野菜は食事、果物は嗜好品」と考えてください。

市販の果汁100％飲料は、果物というより清涼飲料水です。果物に含まれるビタミンCやカリウム、食物繊維も失われているので、一気に血糖値を上げてしまいます。ドライフルーツはビタミンCやカリウムなどの水溶性の栄養素は失われていて、糖分が凝縮した形になっています。割とカロリーがあるので「ヘルシーだから」と安心して量を食べてしまうと、お腹の脂肪の原因になるので注意しましょう。

果物は食べる時間によっても、からだへの影響が大きく違います。

朝の果物なら、「金」。朝のからだにはいい食べ物です。

果物の糖は吸収が早いので、一気にからだを目覚めさせてくれます。果物は食べるなら朝に限るというゆえんです。

逆に、夜の果物は要注意です。遅い時間に食べると、お腹まわりの脂肪に変わりやすくなります。特にぶどうはブドウ糖が多く、夜に食べると一気にお腹まわりの脂肪に。秋に太ってしまうという人は、夕食後のぶどうが原因かもしれませんよ。

8 お菓子は、1日の摂取カロリーの1割までOK

ごはんは我慢できても、甘いものはやめられない！

そんなときは、ランチのお肉を残して、デザートのシュークリームを買うことにしている、という女性がいました。あなたもこんな調整をしていませんか？

お菓子を食べるときに、その分の食事を減らすと1日のカロリーはたしかに調整できます。でも、食事とお菓子でカロリーは置き換えられても、中身の栄養素は置き換えられません。この食べ方が続くとカロリーはとり過ぎていなくても、お腹まわりに脂肪を蓄積しやすくなります。

お菓子は糖質と脂質が中心で、たんぱく質、ビタミン、ミネラルはほとんどありません。この視点でみると、甘い菓子パンはお菓子のカテゴリーに入ります。

食事とお菓子は切り離して考えましょう。お菓子の分のカロリー収支を合わせるために、ごはんやおかずを抜くのはNGです。

とはいえ、お菓子を一切禁止！　ということではありません。

お菓子は心の栄養なので、全体の栄養バランスを乱さない範囲で楽しみましょう。

目安は摂取カロリーの1割程度。

30～40代女性の1日の摂取カロリーの目安が約2000kcalなので、その1割は200kcal程度です。具体的にはプリン1個、大福1個がそれぞれ200kcalです。

洋菓子だとベークドチーズケーキは400kcalもあるなど、カロリーが比較的高めなので、こういったおやつを楽しみたいときは、階段の昇り降りをしたり、ひと駅分歩くなど、からだをこまめに動かして消費カロリーを増やすことです。

「食べたらしっかり動く」を習慣にしましょう。

9 「ヘルシー食品の足し算」で太る人

栄養相談をしていると、「ダイエットのために豆腐・納豆を欠かさず食べています！」「便秘解消のためにヨーグルトをよく食べます」「カルシウム補給に1日1本、牛乳や豆乳を飲んでいます」と言う人にたくさん出会います。

大豆製品も、ヨーグルトも、牛乳や豆乳も、それぞれ単体で見れば、たしかに栄養価が高くヘルシーなものです。

そのようなヘルシーな食べ物を、ふだんの食事にどんどんプラスしていくことを、私は「健康別腹」と呼んでいます。

大豆のイソフラボンやヨーグルトの乳酸菌、牛乳のカルシウムなどは、たしかに不足しがちで必要な栄養素ですが、そこには必ずカロリーもついてくることを忘れないようにしましょう。

食事は、「何かを足したら何かを引く」が基本のルールです。

「納豆を足したら肉を引く」「ヨーグルトを足すなら牛乳を引く」です。

いわゆる美容ドリンクや栄養ドリンク、ビタミンC補給などのサプリメント飲料、乳酸菌飲料、野菜ジュースなど、美容や健康を目的にした飲料も、「健康別腹」になりやすいものです。これらの飲料に含まれるビタミンやミネラル、乳酸菌などの栄養成分と同時に、糖分もとっていることを忘れないでください。

飲料に使われている糖分は、ブドウ糖や果糖、砂糖で、いずれも血糖値や中性脂肪値を上げ、効率よくお腹に脂肪をため込むものです。野菜ジュースでも果汁の割合が高いものは、糖分が多いので同じです。

仕事中や寝る前に、健康や美容のために飲んでいるドリンクがあれば、栄養成分表示を見直してみることをおすすめします。

10 「からだにいい油」は、とればとるほど効果的？

ココナッツオイルやアマニ油、オリーブオイル、トクホ（特定保健用食品）の「からだに脂肪がつきにくい油」など、油に注目が集まっています。しかし、どの油もカロリーは同じ。

1gあたり約9㎉で、すべての食品の中でもっとも高カロリーです。それぞれにからだにいい働きがあっても、とればとるほど摂取カロリーは増えるという事実は変わりません。体にいいからとたくさんかけたり、いつもの食事にプラスして使っていると、それがお腹ぽっこりを招く要因になります。

脂質は食品の中に見えない形でたくさん含まれているので、控えているつもりでも、実はとり過ぎている人が多いのが現状です。

調理に使う油の目安量は、女性では1日小さじ4杯、男性では1日小さじ5杯程度です。

健康にいい、太りにくいとされる油をとる場合も、ふだんの食事にプラスするのではなく、目安量の範囲内で使います。

「からだに脂肪がつきにくい」「コレステロールを下げる」などの効果をうたったトクホの油でも、「脂肪がつきにくい」だけで、「食べれば食べるほど、脂肪が減る」わけではありません。

何となく効果を期待するのではなく、自分のからだに役立つ商品かどうかをよく見極めて、効果的にとりましょう。

たとえばトクホの場合は、どんなからだの人が、どれくらいの期間とって、どの程度の効果があったのかといったレポートが、メーカーのホームページなどに掲載されています。

商品のキャッチコピーにまどわされず、買う前に自分の目で確かめてみてください。

11 「ゼロカロリー食品」は代謝を落とす

近頃では、「ゼロカロリー」をうたった飲料や食品があふれています。そういったものを選んで、できるだけカロリーを抑えよう、という気持ちはわかります。ですが、ゼロカロリー食品を多用していると、知らず知らずのうちにからだが飢餓状態に陥ります。これらの食品はカロリーだけでなく、必要な栄養素も含まれていないからです。食事量が減って栄養素が入ってこなくなると、からだは一気に代謝を落として、「省エネモード」に切り替わります。「省エネモード」になると動く意欲が低下し、からだがダルくなります。

無理に動こうとしても疲れやすくなり、体力を温存するために、さらにエネルギーを消費しなくなります。からだが飢餓状態にうまく順応してしまうので、食事のカロリーをいくら減らしても体重は減らない、という状態に。食べる量を減らしているのに体重は変わらないという人は、この悪い「省エネサイクル」に陥っています。

もうひとつ気をつけたいのが「ゼロカロリー」でも甘いものには、何らかの甘味料が使われているということ。

人工的につくられた甘味料をひんぱんにとった場合のからだへの影響は、まだわかっていません。食品の効果も逆の作用も、長期的に見て明らかになることなので、人が食べはじめてから歴史の浅い食べ物は慎重にとることをおすすめします。

からだの調子がぐんぐんよくなる「エネルギーの収支バランス」

体重の増減は、消費カロリーと摂取カロリーのバランスで決まります。消費カロリーに対して摂取カロリーが多いと体重は増えます。消費カロリーと摂取カロリーのバランスがとれているときは、体重は変動しません。

このとき、どの位置でバランスをとっているかが重要です。

「食べる量を減らして収支バランスをとる」というのは、一番からだにダメージを与えます。食べる量が少なく、動く量が少ない、という低い位置でバランスをとると、代謝が低く、栄養素も不足するので、たとえやせたとしても決して引き締まったからだにはなれません。

特に30代後半以降の人は、食事を減らすとからだだけでなく精神面、健康面でも不調を感じやすくなります。イライラしやすい、疲れやすい、冷える……などの変化は、年齢のせいにされがちですが、実は食べる量が減って栄養不足になっているから、ということも多いのです。

それに対し、きちんと食べて、そのうえで消費カロリーを増やすと、まず体調がよくなります。体力がつき、肌のハリとつやも変わります。1日に200kcal分多く食べられるようになるだけでも、栄養素の充実度が大きく変わります。

単純に「カロリー収支」だけに着目せず、しっかり食べてきちんと動いて、できるだけ高い位置でバランスをとる。

これが、お腹まわりをスッキリさせて、からだを引き締める秘訣です。

「引き締まったお腹」をつくる
“カロリーバランス”

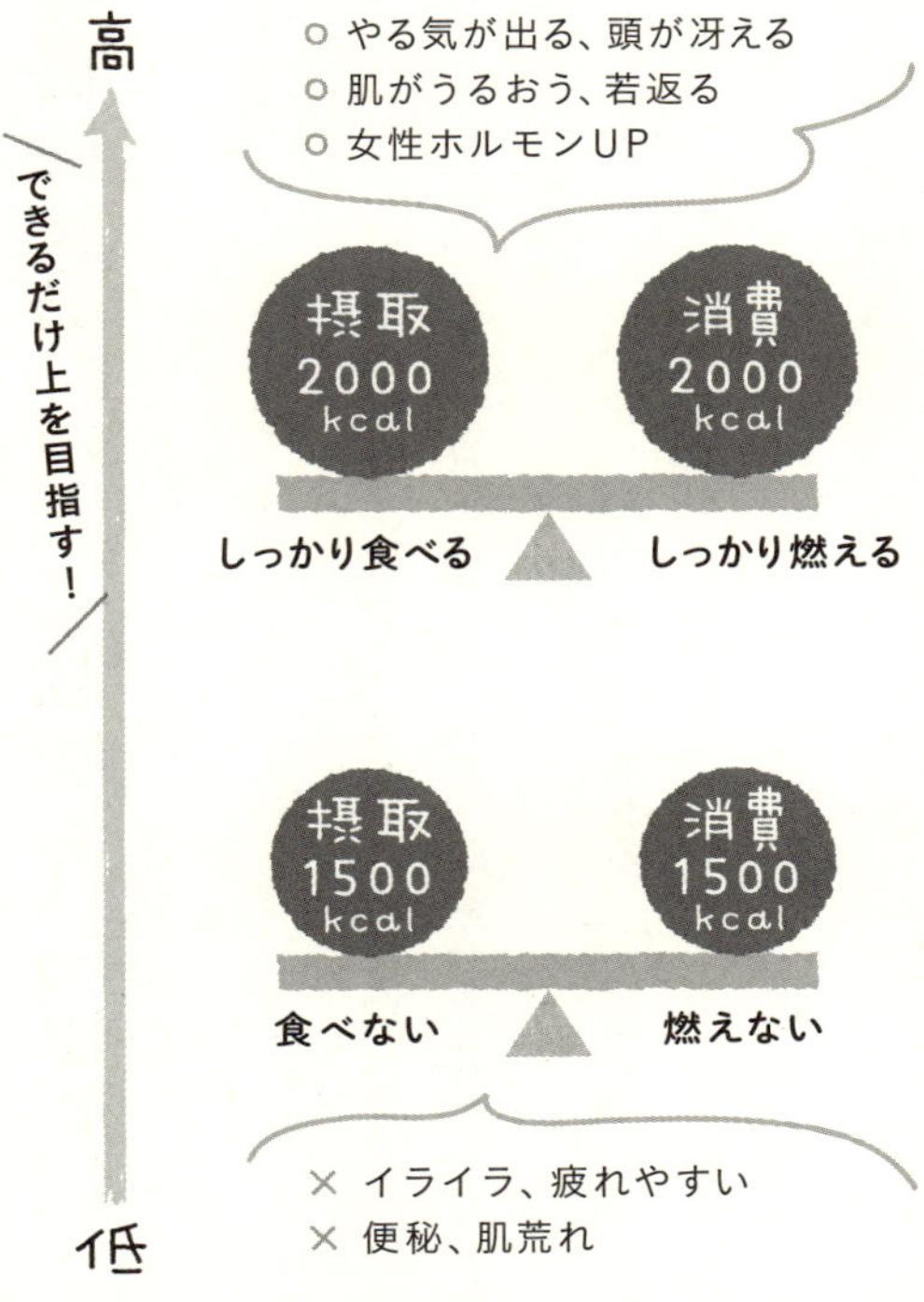

12 栄養機能食品には、添加物もいっぱい!?

「体に脂肪をためにくい」とか「糖の吸収を抑える」など、食品の機能をうたった商品や、「カルシウムたっぷり」「コレステロールゼロ」など、栄養素を強化したり、低減したりする商品が増えています。

おいしいものを食べても太らない、食べるほど健康になれる、というイメージから選ぶ人も多いのですが、このような機能表示を最優先で選ぶのは、あまりおすすめできません。栄養機能をうたっている食品のほとんどは加工食品だからです。

加工食品がなかった時代、私たちが食べていたものはすべて生き物でした。

動物も野菜も、それぞれの体内で栄養素を代謝しながら生きているので、素材に近い状態で食べれば、私たちの体内でも比較的、代謝がスムーズに進みます。

たとえば、青魚のような脂質の多い魚には、脂質の代謝に必要なビタミンB_2もたっぷり含まれています。

いっぽう、加工された食べ物はこのような自然なバランスにはなっていません。ほとんどの場合、加工の段階で素材の持つビタミンやミネラルなどはほぼ失われています。

さらに素材の形を変えたことで失われた、形状や風味、味を調整するために、いろいろな調味料や添加物を足していく必要があります。

こうして**添加されるものが増えると、体内での代謝は悪くなります**。そういう意味では、機能を強化するために加工された食品をとるより、もとの素材に近い食品を少なめに食べたり、その他の食品と組み合わせたりして栄養価を高めるほうが「太りにくい」といえるのです。

必ず食品は、機能だけではなく全体像を見て判断しましょう。

13 〝プチ断食〟で、筋肉はどんどん削られていく

忘年会シーズンや、薄着になる夏前に、1週間の暴飲暴食を週末のプチ断食でリセット！　という特集が雑誌などで組まれていることがあります。

断食で減量した経験がある人の中には、「ちょっとくらい体重が増えても、また断食すればリセットできるから大丈夫！」と思っている人もいます。

ですが、1週間暴飲暴食して、週末に断食して、その後は、また元の食生活に戻って……というのでは、実際は単なる「リバウンドのくり返し」です。

「最初の断食では2日で2kg減ったけど、だんだん減らなくなってきた」という話をよく聞きますが、これがまさにリバウンドした証拠です。2日で2kgなど、短期間で体重が減ったとしても、なくなったのは脂肪ではありません。減っているのは主に水

分と筋肉です。

たんぱく質や糖質はとりだめができません。

断食中もからだはたんぱく質、糖質を必要としているので、食事が入ってこない状況では、筋肉を取り崩していくことになるのです。

また、断食中は食事が体内に入ってこないので、からだは代謝をぐっと落として対応します。

このダブルパンチで、断食で体重が減ったあとは太りやすくなるのです。

いったん削られた筋肉は食事だけでは戻りません。食事の量を戻したとき、増えるのは主に体脂肪です。

結果的に、**断食によって、筋肉を減らし、体脂肪率が高く代謝の低い、太りやすいからだをつくる**ことになります。

極端な断食ではなく、食べるものを調整して活動的に過ごすほうが、少し時間がかかっても、筋肉を減らさずにやせることができます。

「1日1食」も「週末断食」もいいことは何もない

人のからだには調節機能が備わっているので、食事が多少乱れてもすぐに体調を崩すことはありません。

しかし、間違った食生活を続けて代謝が落ちてくると、いったん乱れた代謝を戻しにくくなります。

体調を崩したときに回復が遅いとか、二日酔いになりやすくなった、という人は食事が原因かもしれません。

なんだか近頃お腹まわりが気になるから、一気にリセットしたい！　という気持ちから断食も考えたくなりますが、極端な食べ方をしないことが、脂肪を撃退する一番安全で確実な方法です。

極端に食べすぎる、極端に食べない、というのはもっとも避けるべきやり方です。

たとえば、1週間に食べる総量が同じでも、「振れ幅」でからだへの影響は違って

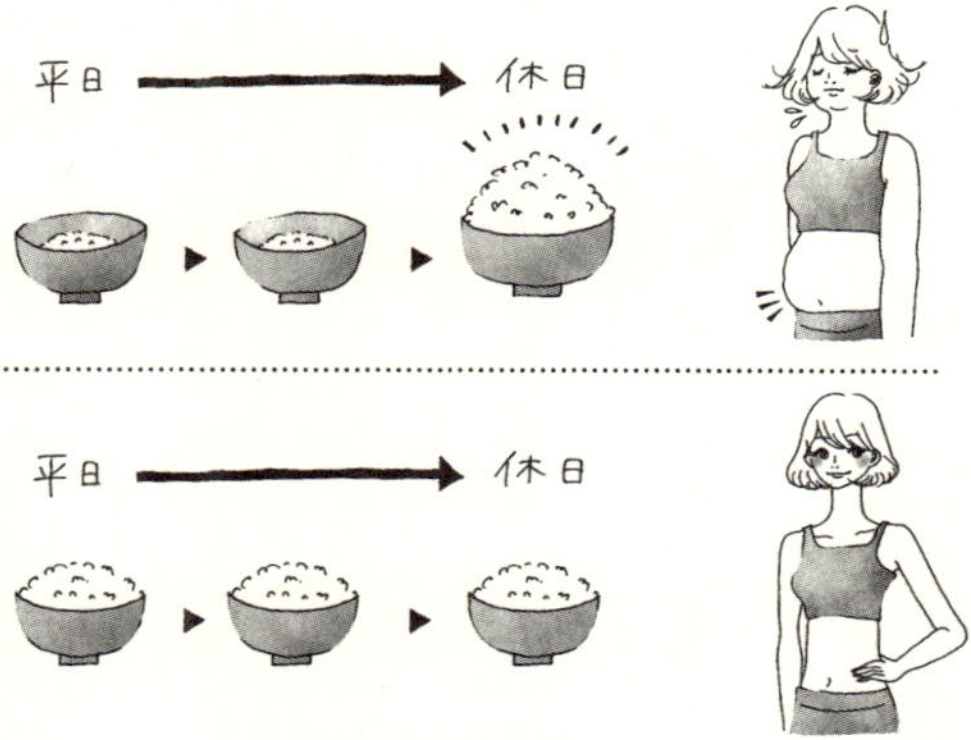

食べる量の“振れ幅”は小さく

きます。

平日は量を抑えめにして、週末に平日の2倍食べるとか、平日は連日飲み会でたくさん食べるけれど、その代わりに週末の1日は断食する、といった振れ幅をできるだけなくすこと。

平均的に、振れ幅の小さな食べ方を心がけることで「やせやすいからだ」がつくられます。

また、イライラすることが減ったり、落ち込むことがなくなったりと、精神的にも穏やかに過ごせるようになりますよ。

14 お米は最高のダイエット食品

炭水化物を抜いて、そのほかのおかずなどはいつも通りに食べる、というダイエットが流行っています。

このダイエットが流行る一番の理由は、効果が見えやすいから。

炭水化物を減らすと、すぐ体重は減りますが、ここまで読んできておわかりのように、短期間で動く体重は、体脂肪ではありません。からだの水分量や筋肉量が減って、体重が軽くなるのです。

筋肉を減らさないためにも、炭水化物は、「からだにためない」ように食べればいいのです。そのコツは、**1回の食事で食べる量を、「次の食事までに消費できる分にする」**こと。量が適切だったかどうかは、次の食事の前に空腹感があるかどうかで知ることができます。

適度にお腹が空いていれば前の食事がちょうどよかったということ、お腹が空いていなければ前の食事が多かった、空きすぎていれば足りなかったということです。

この感覚をからだでつかめるようになると、「つい食べすぎた！」と後悔することがぐっと減り、無理に食べる量を減らして、あとからリバウンドすることもなくなります。

また、炭水化物の選び方にもひと工夫を。

白米や小麦粉は精製する過程で、ビタミンB_1や食物繊維が除かれてしまいます。ビタミンB_1は糖質を効率よく活動のエネルギーに変えるために必要なビタミンで、食物繊維は食後の血糖値の上昇をゆるやかにして体脂肪の合成を抑える働きがあります。

つまり、精製された穀類は、脂肪としてため込まれやすいのです。

米は、ビタミンB_1の多い胚芽米に変えたり、ビタミンB_1も食物繊維もとれる玄米や雑穀を加えるのもよい方法です。

パンを選ぶときには、食物繊維が含まれている茶色いパンを選んでください。

15 絶対にカロリーオーバーにならない食事の組み立て方

「代謝を上げてやせる食事」の基本は簡単です。

食事＝穀類＋たんぱく質食品＋野菜

これだけです。

穀類……米、パン、めん、たんぱく質食品……肉、魚、卵、大豆製品のいずれか、そして野菜や海藻、きのこです。

朝食に「ごはん＋卵＋サラダ」という簡単な組み合わせでも、十分にバランスのとれた食事になるのです。

この中で、もっとも多くとる必要があるのは野菜です。

野菜の1日の必要量は350g以上といわれます。これは野菜料理およそ5皿分です。1日に5皿を目安にすれば、野菜からとりたい栄養素がしっかり補えるということです。5皿というとちょっと大変そうに感じるかもしれませんが、

・朝食＝サラダ＋野菜が入ったみそ汁
・昼食＝肉野菜炒め＋つけ合わせの野菜のおひたし
・夕食＝蒸し野菜

これで5皿です。

生野菜だけで食べるのではなく、煮たり、炒めたり、蒸したりと加熱するほうが、量をしっかり食べられます。

野菜からとる栄養素の中にはビタミンCやカリウムなど、水溶性の成分が多く、体

内にとどまる時間が短いので使われなかった分は尿で排せつされてしまいます。

だから、1食でまとめて野菜をとるより、こんなふうに3食に分けて食べるほうが栄養素を効果的にとることができます。

野菜は下ごしらえに手間がかかるので、スープや煮物などを休みの日にまとめてつくり置きしておくと、時間がない平日の朝ごはんにも野菜が手軽にとれて便利です。

また、常備菜を用意できなくても、野菜をゆでておく、「塩もみ」しておくだけでも、食事の充実度がぐっと上がりますよ！

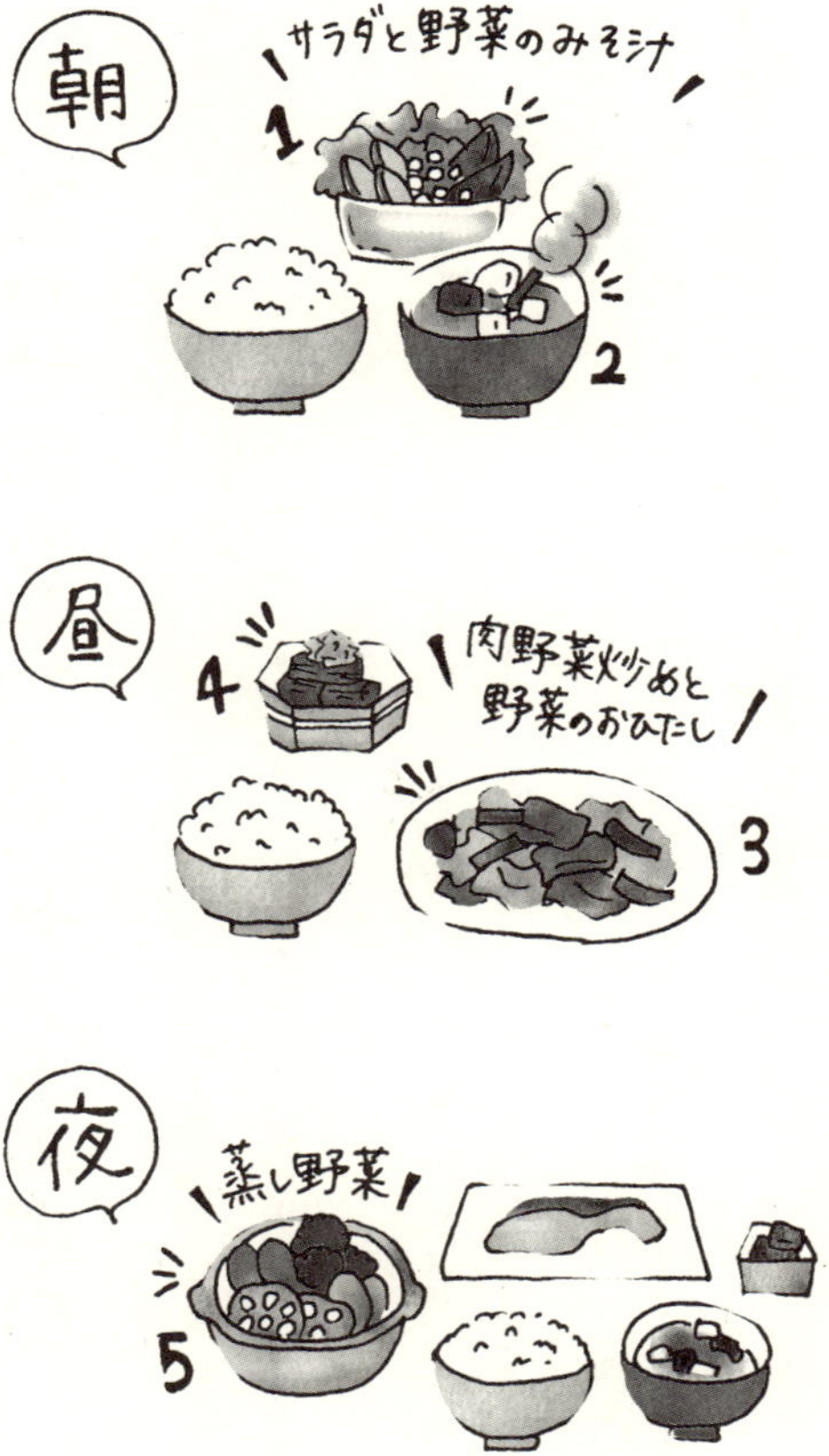
朝
サラダと野菜のみそ汁
1
2
昼
4
肉野菜炒めと
野菜のおひたし
3
夜
蒸し野菜
5

「1日5皿の野菜」が目安に

7日間プログラムで、お腹やせ成功率99パーセントの理由

ここまで、「お腹に脂肪をためにくい食べ方」と「いいつもりで逆効果だった食べ方の落とし穴」について述べてきました。

次の章からより具体的に紹介する「食コンディショニング」のメソッドでは、今までの思い込みや、〝ダイエットの常識〟から自由になり、しっかり食べて、脂肪を燃やします。

7日間のプログラムに入る前に、「食べてやせる」効果が出る5つの理由を整理します。

1　体内リズムに合わせた食事で、食べたものが脂肪にならない

同じものを食べても、**いつ食べるか**によって体脂肪への変わりやすさが違います。できるだけ代謝のいい時間帯に食べる、ズレたら何をどう食べるかを工夫することで、脂肪を蓄積せずにすみます。

2　朝食を食べることで、1日の消費エネルギーが増える

1日の消費エネルギーを大きく左右するのが、朝の過ごし方です。

起床後、すぐにカーテンを開け、**太陽の光を浴び**、**朝食を食べる**ことで朝のからだにしっかりスイッチが入ります。こうしてスイッチを入れることで代謝が上がって、昼間にデスクワークをしているときでも、脂肪が燃えやすいからだをつくります。

さらに、「朝スイッチ」で代謝を上げておくと、食事からとった栄養素が効率よく

利用されるようになるので、お肌などの美容面や、イライラを防ぐなどの精神面にもいい効果が得られます。お腹まわりをスッキリさせるには、朝食は控えず、しっかり食べるのが鉄則。朝のスタートが肝心です。

3　筋肉をつけて、代謝のいいからだに

「食コンディショニング」では、**きちんと食べて栄養素をとり、筋肉を維持**します。筋肉があるので、エネルギー消費量が多く、結果的に食べても太りにくいからだをつくることができます。

4　排便リズムが整って、便秘が解消！

食事の時間や配分を見直すことで、体内時計のリズムが整い、**朝食後にきちんと排便**できます。老廃物をため込まないので、いつでもお腹まわりがスッキリします。

5　心が安定して、「ドカ食い」「リバウンド」をしない

3食をきちんと食べることで、体内のリズムが整うだけでなく、**メンタルも安定し**てきます。

「ストレスでヤケ食い」などという食事の乱れは、メンタルの乱れが影響していることも。我慢をともなうダイエットが続かないのは、そのためです。

食べてはいけない食品はありません。

カロリー計算も不要です！　からだの時計に合わせて食べ方を変えるだけです。

一時的なダイエットと違い、ここで紹介するプログラムは一生使える食べ方のスキルなのです。

3章

始めて驚く「7日間プログラム」

――おいしく食べる、よく眠る……人生を変える「食コンディショニング」

「7日間プログラム」に入る前に

さあ、いよいよ7日間プログラムのスタートです！

1週間実行すれば、必ずお腹スッキリを体感できます。

1日目、2日目とできたことを積み重ねていくのが一番効果的なので、できるだけ時間や気持ちにゆとりがあるときにスタートするのがベストです。女性なら、精神的に安定しやすく、脂肪が燃焼されやすい生理後にスタートするのをおすすめします。

プログラムの開始日には、夜の予定を入れないようにしましょう。

継続して7日間できない場合は、間があいてもかまいません。

途中まででも効果は体感できるので、できるところまでやってみましょう。まずは一歩を踏み出すことです。

「食コンディショニング」の面白いところは、すぐに効果を確かめられるところです。特にお腹は短期間で変わります。毎日からだで確認し、そのつど食べ方を修正していけば、お腹スッキリ！　あっという間に体型が変わります。

せっかくなので、お腹がスッキリした1週間後の目標を決めてスタートしましょう。

目標は体重の数値より、スッキリしたからだを楽しめる、ワクワクするものがおすすめです。

「これがしたい！」「こんな自分になりたい！」という具体的な思いが強ければ強いほど、7日間のプログラムを継続できるモチベーションが高くなるからです。

気になるブランドの服を買いに行く、おしゃれな友人と会う約束をする、カッコいいスポーツウェアを買ってイベントに参加する、SNSで全身写真を投稿する……。

自分のスタイルに自信が持てたらやってみたいこと、今まで避けていたことを、思い切り楽しんでいる自分の姿と、そのときの気持ちを想像しましょう！

まずは、お腹をメジャーで測ってスタート！

では、いよいよプログラムをスタートです。

まずは、7日後にどれくらい効果が出たかを知るために、スタート時の腹囲を測っておきましょう！

腹囲の正しい測り方は、洋服のウエストサイズとは違い、お腹の一番出っ張っているところ（おへその位置かその下あたり）を測ります。

いわゆるメタボといわれる腹囲は、男性で85cm以上、女性で90cm以上です。お腹のサイズが1cm減ると、内臓脂肪がおよそ1kg減ったことになります。個人差はありますが、これは1週間でも十分に達成できる数値です。人によっては2cm以上変わることも。計測しはじめると、サイズが日々変動していることがよくわかります。

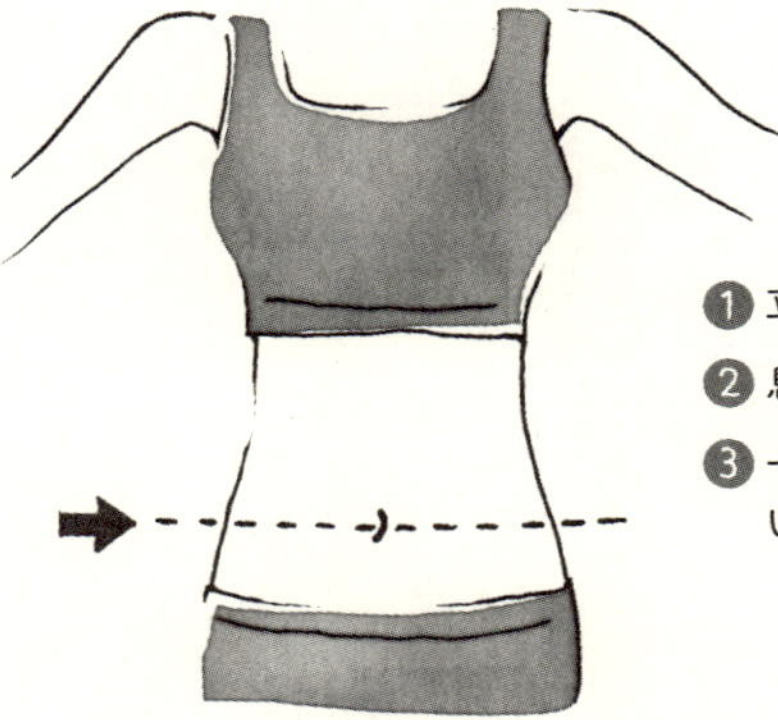

腹囲の正しい測り方

自分で日々の変化を見るのが目的ならメジャーがなくても、普通のひもで測ってもOK。マジックで印をつけていくと変化がわかりやすいので励みになります。

胴のまわりを一周させるとき、後ろが上がってしまうことがあるので、鏡の前で前後が平行になっていることを確認しながら測りましょう。

お腹のサイズを計るときの注意事項をひとつ。できるだけ決まった時間に測ることです。朝食後に排便がある人はそのあとに、排便のリズムが整っていない人は、起床後トイレに行ったあとに測ります。

1日目

mission

「早起き早寝」で代謝をアップ！

□いつもより20分早く起きる

□起きたらすぐにカーテンを開けて朝の光を浴びる
（冬は夜が明けてから）

□大きく肩回しを前後10回ずつ

□起床後1時間以内に朝食を食べる

□起床の16時間後から寝る準備をする

プログラムのスタートは、「食」からではありません。まずは、1日の代謝をよくする体内時計のリセットから始めます。

それは、早起きから。1日くらい寝不足になってもいいので、**「早起き」からスタート**します。

朝、からだのスイッチをしっかり入れることで体温が上がり、代謝のいいエネルギーを消費しやすいからだで1日を過ごすことができます。

朝のからだを目覚めさせる体内時計のスイッチが2つあります。

ひとつは朝の光を浴びて、目から入る光の刺激で目覚める「脳のスイッチ」、もうひとつは朝食を食べて目覚めさせる「からだのスイッチ」です。

この2つのスイッチを入れる時間にあまり開きがないほうが、効果的に全身を目覚めさせることができます。

朝の光を浴びて1時間以内に朝食を食べることで、しっかりと「朝スイッチ」が入り、1日の代謝をアップすることができます。肩を前後にぐるぐる大きく回したり、ストレッチをしたり、ごみ出しついでに散歩をしたりすると、体温をさらに上げられます。

からだは、起床の16時間後から寝る準備に入る

体内時計の働きで、起きて16時間後には心地よい睡眠に入るためのメラトニンというホルモンの分泌量が増えます。

このタイミングで寝る準備に入るとぐっすりと眠ることができます。

夕食後はできるだけパソコンやスマホ、テレビなどの明かりを浴びないようにして、起床の16時間後までにはゆっくりお風呂に入り、眠くなったら布団に入りましょう。

パソコンやスマホ、テレビなどに使われているブルーライトは、体内時計のリズムに大きな影響を与えます。

眼の網膜が強いブルーライトの刺激を受けると、脳は「朝だ」と勘違いし、メラトニンの分泌が抑制され覚醒します。ブルーライトの量が減少すると「夜だ」と判断して、メラトニンの分泌が活発になります。このようなメカニズムがあるので、プログ

ラム初日の夜はできるだけブルーライトを避けます。

仕事などの都合で遅くまで見る必要がある人はディスプレイの明るさを落とし、ブルーライトカットのフィルムやメガネを用いるといいでしょう。

この早起き早寝の生活で、代謝のリズムが整います。

効果はここで感じる！

体内時計は1日でリセットできます。

翌朝の目覚めをチェックしてください。いつもよりスッキリ起きられましたか？

鏡を見てみてください。顔のむくみがとれ、フェイスラインがシャープになっていますか？

これから7日間、意識してみてください。

2日目

mission

朝食に「米+たんぱく質」を

□朝食に白いごはんを1膳しっかり食べる
ごはんがあまり食べられないときは、
バナナなどの果物をプラスする

□低脂肪のたんぱく質食品
(納豆、豆腐、卵、魚のいずれか)を添える

2日目のテーマは**「朝食」**です。

朝食には体内時計をリセットし、寝ている間に消費した糖質を補給する役割があります。頭とからだが目覚めるように、朝は素早くエネルギーに変わる糖質を選びます。玄米や雑穀入りなど食物繊維が多いものは胃腸に負担がかかり、エネルギーに変わるのに少し時間がかかるので、**朝は白いごはん**がおすすめです。

パン食ではとれる糖質の量が少なく、ソーセージやベーコン、バターたっぷりのオムレツ、チーズなど高脂肪のおかずが合うので、脂質に偏りがち。またパン自体にも脂質が多く、朝、脂質をとりすぎると、エネルギーに変わる速度が低下し、体温も上がりにくくなります。チーズをとるならランチかおやつにしましょう。

ふだん朝食がパンの人も、今日から6日間はできるだけプログラム通り、ごはんにして体温が上がる効果を体感してみてください。

ごはんとセットで、筋肉のもととなる**たんぱく質**をとります。たんぱく質はとりだめができないので毎食とる必要があります。さらに、たんぱく質は消化する過程でエネルギーを消費し、からだを温めて代謝を上げる効果もあるので、特に代謝の落ちやすくなる30代後半からは欠かせません。

卵かけごはんや、納豆ごはん、鮭おにぎりなどは、脂質が少なく、糖質もたんぱく質もとれ、忙しい朝におすすめです。

効果はここで感じる！

白いごはんとたんぱく質の組み合わせで、体温がぐんと上がり、からだがポカポカしてきます。冬はしっかり体感できるほどからだが温まります。

手足の冷えや、外に出たときの空気の感じ方がいつもと違いませんか？ からだが温まっているのがわかるはずです。

いつもパン食の人は、ごはんにすることで腹持ちのよさも体感できます。午前中のおやつもいらなくなるでしょう。

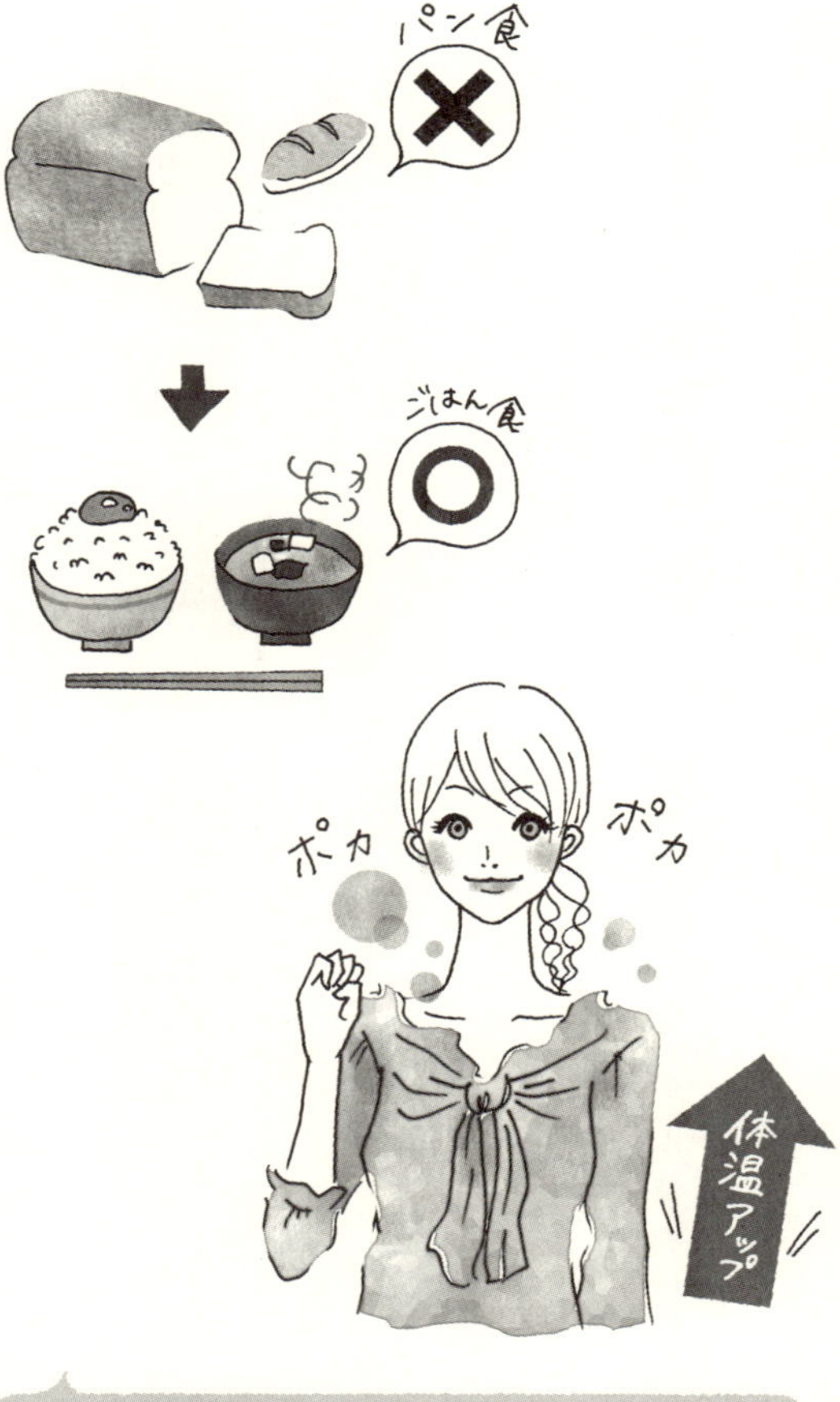

朝、「ごはん食」で消費カロリーが上がる！

3日目

mission

「20時」までに夕食をすませる

□「20時までに夕食」をスケジュールに

□夕食のデザートは明日の昼間に移動
（飲料や果物も含む）

□湯船にゆっくりつかり、入浴後にストレッチをするさあ、3日目。朝を整えたら、次は夜です。キーワードは「20時」です。できるだけ、**20時までに夕食をすませる**ようにしましょう。ふだんから20時までに食べ終えているという人は、時間を30分早めます。

夕食が20時以降になる人は、夕方におにぎりを食べて、夕食の炭水化物を抜くようにしてください。そして、少しでも早く夕食を食べるように心がけましょう。

夕食の時間は「大事なスケジュール」として、1日のやるべきことリストや計画の中に組み込んでしまうのもひとつの手です。

食べる時間のコントロールが、お腹を凹ませる大事なポイントになります。

20時にタイマーをセットする

20時頃は、からだの時計が「脂肪蓄積モード」に切り替わるタイミングなので、夕食は20時までに食べ終わっていることが理想的です。

それが難しい人は、この時間を意識できるように携帯電話やスマートフォンのタイマーを20時にセットしておきましょう。

食事中にこの時間がきたら、そろそろ食べ終える合図だと思ってください。

食事が20時を過ぎるときは、「脂肪蓄積モード」に切り替わっていると認識して、炭水化物の量を減らしたり、脂質の少ないおかずを選んだりしましょう。

夕食後のデザートは、明日の昼間のお楽しみに変えましょう。20時以降のデザートはダイレクトにお腹の脂肪に変わります。


もうひとつ、夜にできることがあります。私たちは眠っている間もエネルギーを消費しています。昼間の活動時間と比べると体温が下がり、代謝は下がっています。ですが、寝る前の過ごし方で、寝ている間の代謝もわずかながら上げることができます。数値にすればわずかなことですが、この積み重ねもお腹まわりの脂肪を落とすために効果を発揮してくれます。そのためには、できるだけからだを冷やさないように、**からだを温めて休む**ことを意識しましょう。

まず、夕方以降は冷たい飲み物や食べ物は控えます。

寝る1時間前にはお風呂に入ります。シャワーですませず、ぬるめのお湯にゆっくりつかってからだの芯から温まりましょう。

入浴前に筋トレをしたり、入浴後にストレッチをすると、さらにお腹スッキリ効果がアップします。

効果はここで感じる！

夜の食べ方を変えると、翌朝の胃のスッキリ感が違います。いつもはぽっこりと出ているお腹まわりも、明らかに違っているはずです。

いつもよりおいしく朝食が食べられるでしょう。午前中から頭がスッキリ、集中力が高まっているのを実感するはずです。

からだのリズムがいい状態になってきましたよ。

4日目

mission

夕食を1品マイナス、朝食を1品プラス

□夕食のおかずを減らして明日の朝食にまわす
または、夕食のごはんを減らして、
朝食のごはんの量を増やす

※20時を過ぎたら、ごはんもおかずも減らして、朝にまわす
※朝食の量が多くて増やせない人は無理して増やすことはないが、その場合も夕食のおかずかごはんを減らす

4日目は、**朝食と夕食のバランス**を考えます。夕食の量が多かったり、夕食の時間が遅い人ほど、翌朝の食欲が出ないので朝食の量が少なくなる傾向にあります。こうなるとお腹まわりに脂肪がたまる悪いサイクルが始まってしまいます。

1日に食べる総量は同じでも、夕食の配分が多くなると体脂肪は蓄積されやすくなります。それだけでなく夜の配分が多くなると体内時計が後ろにズレやすいため、朝の寝起きが悪くなります。すると午前中の代謝が上がらず、消費エネルギーが減り、お腹に脂肪がつくことに。

夕食を減らしたら、必ず朝食を増やすこと。夕食を減らしただけでは栄養素が不足するだけでなく、朝の体内時計のリセット効果も落ちるので、代謝の低いからだをつくることになります。**「夕食を減らす」「朝食を増やす」をセットで実践**してください。時間が遅くなるほど、朝の配分を増やします。20時前なら1品、20時を過ぎたら2品を夕食から朝食にまわすという感じです。

効果はここで感じる!

夕食の時間を整えて、夜と朝の配分を変えていくと、腸のリズムが整います。朝食後にきちんと排便して、1日を気持ちよくスタートさせることができます。トイレに座る時間を確保できるように朝の時間に少し余裕を持つようにしましょう。ここまできたら、お腹まわりを触ったときの感触が違うはずです。すでに効果が出はじめています!

腸のリズムが整うと、肌の調子もよくなり、表情も明るくなります。鏡を見て変化も感じてみましょう。

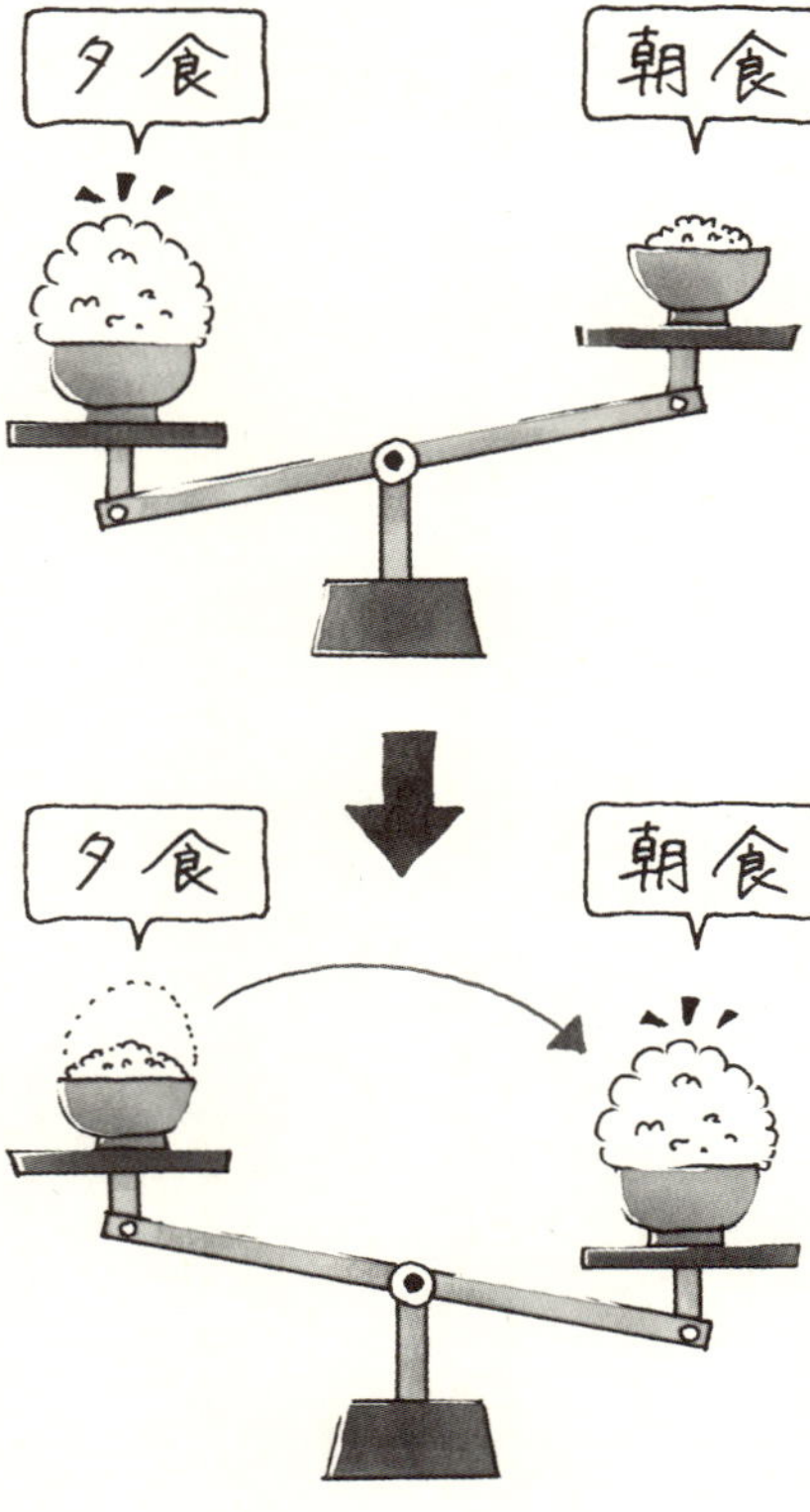

"夕食＜朝食"で、腸の中もスッキリ！

5日目

mission

夕食に「糖質＋食物繊維」を

□玄米か雑穀入りのごはんを食べる

□おかずに野菜をたっぷり加える

□海藻、またはきのこ料理を1皿添える

※夕食に穀物の単品料理は食べない

夕食の時間、量を整えたら、次は**「中身」**です。

昼間と比べて夜は糖質をとったあと、血糖値が上昇しやすくなります。そこで食物繊維を一緒にとると、血糖値の上昇がゆるやかになり、体脂肪の合成も抑えられます。

夕食では糖質と食物繊維をセットでとるのがポイントです。

食物繊維を一緒にとると、量を減らしても満腹感を得られやすくなります。

白米を玄米に変えるのが一番効率的ですが、胃が弱い人や独特の風味が食べにくいと感じる場合は、白米に押し麦や雑穀ミックスなどを加えるとよいでしょう。

最近はスーパーで買える雑穀の種類が増えているので、食物繊維の量を確認し、より多いものを購入しましょう。ごはんの種類を変えにくい人は、おかずに食物繊維をたっぷり添えればＯＫです。

その場合は、小松菜やほうれん草、ブロッコリーなど緑の野菜をたっぷり添えましょう。食物繊維に加えてビタミンやミネラルも豊富なのでおすすめです。

レタスなど生で食べられる野菜は食物繊維が少ないので、サラダで食べる場合も、これらの野菜もゆでて加えましょう。

根菜にも食物繊維は多く含まれていますが、糖質も多いので、夕食では、糖質が少なく、超低カロリーで食物繊維の多い海藻、きのこ類を増やしましょう。

わかめやとろろ昆布などの乾物を買っておくと、汁物に加えられます。めかぶやもずくの個食パックを常備しておくと、トマトと和えたり、豆腐にかけたりして手軽に食べられるのでおすすめです。

夕食の糖質のとりすぎは、ダイレクトにお腹まわりの脂肪につながります。

パスタやチャーハン、オムライス、カレーライス、丼物など、穀類の単品料理はNG。食べるならランチで、野菜料理を添えて食物繊維とセットで食べましょう。

糖質を減らしすぎても代謝が落ちてお腹に脂肪がつきやすくなるので、糖質の種類や食べ合わせで工夫するのがポイントです。

効果はここで感じる!

しっかり効果が出てくる頃です。

朝、身支度をしながらウエストのゆとりを感じてみてください。

夜の寝つきがよくなり、ぐっすり眠れるようになるなど、睡眠の質もよくなってきたはずです。

いつもと同じように過ごしていても気分がよく、気持ちが前向きになっているのではないでしょうか？

イライラすることが減り、おやつの量も自然に減ってきているはず。

からだに必要な栄養素が満たされてきた証拠です。

6日目

mission

「油」のとり方をひと工夫

□調理に使う油は植物の油を小さじ1

□外食では、油を使った料理を1皿に

□夕食のおかずは、魚か大豆製品を中心にする

□肉の場合は低脂肪のものを選ぶ

夜はからだが「脂肪蓄積モード」になっています。たとえ健康的な油でも、油は、1gあたり9kcalと、もっとも高カロリーの食品です。

夜の脂質はできるだけ抑えましょう。

1日に調理で使う油の量の目安は、**小さじ4杯程度**です。

揚げ物にすると1品で1日分をオーバーしがちですが、時々ランチで楽しむぶんにはOKです。

夕食で油を使う料理は1皿まで、ひとり分の目安は小さじ1にとどめましょう。炒め物をつくったらサラダはノンオイルドレッシングにします。

そして動物性の脂は、からだにたまりやすく、落ちにくいので、バター、生クリーム、チーズや、肉の脂など、常温で固まる食品を夕食でとるのは控えましょう。

夕食では植物油や、魚の脂をとります。主菜はできるだけ魚か豆腐などにして、調理にも植物の油を使いましょう。

肉を食べるなら牛肉や豚肉のもも肉、ヒレ肉を。鶏肉ならささみか、皮を除いたむね肉を使ってください。

脂身の多い肉を食べるときは、よく温めたフライパンに植物油をひいてしっかり焼きます。すると肉の脂が溶け出してくるので、それをキッチンペーパーでふきとってから味つけをすると、肉のうまみを楽しみながら、余計な脂をカットすることができます。外食で肉料理しか選べないときは、量を控えめにしましょう。

効果はここで感じる!

6日目になると、かなりからだが軽く感じられるようになってきます。

お腹まわりの脂肪が落ちると、足を前に運びやすくなるので、歩きがスムーズになります。

通勤で歩いたり、階段を昇ったりするときのからだの状態を感じてください。

体力の「余力」を感じ、気持ちも余裕が持てるようになってきたはずです。

いつもより歩く時間を増やしたり、歩く速度をアップしてみたりすると、さらにお腹まわりの脂肪をスッキリさせる効果を高めることができますよ！
エスカレーターより階段を使おう！　と思える自分に驚くはずです。

7日目

mission

ランチには食品数の多いものを

□ランチセットや定食など、食品数の多い献立を選ぶ

□単品なら具の多いメニューを選ぶ

□おやつは明るいうちに楽しむ

6日目までのミッションで、朝食と夕食の「食べ方のポイント」をつかめたと思います。

最終日はランチのポイントを押さえましょう。

昼間は1日のうちでもっとも代謝がよく、食べても脂肪に変わりにくい時間帯なので、**ランチは簡単にすませるのはNG。きちんと食べます**。

カロリーより食品数を見てメニューを選びます。単品の料理より皿数の多いランチセットや定食に。単品料理しか選べない場合は、できるだけ具材の多いものを選びましょう。

たとえば、うどんならけんちんうどんや鍋焼きうどん、サンドイッチならミックスサンドという感じです。質を高めることを最優先で考えます。

体内時計のリズムから見ると、午後は体力がもっとも高まる時間帯です。

からだが軽く、動きがスムーズになるので、この時間帯に、できるだけからだを動かすのが、消費エネルギーを増やし、脂肪を燃焼させるコツです。

エレベーターやエスカレーターより階段を、バスより自転車、電車では座らずに立つなど、ちょっとしたことの積み重ねが効いてきます。

ランチの量を減らすと、活動的に過ごしたい午後の時間にパワーが出ず、活動量が落ちてしまうので、その面からも昼食はしっかりと食べておくのがいいのです。

おやつも明るいうちに楽しめば脂肪になりません。

体脂肪の量を調整してくれるレプチンという物質が、1日の中で一番少ないのは午後3時～4時頃です。

「3時のおやつ」は理にかなっているのです。

効果はここで感じる！

これで7日間プログラムは終了です。

1週間前と比べて、コンディションはどうですか？

そして腹囲を測ってみてください！

7日間のミッションをクリアできた人は、明らかに腹囲がダウンしているはずです。それだけでなく、元気になった、疲れにくくなった、精神的に安定して前向きになった、顔色がいいなど、調子がよくなっていると感じませんか？

仕事に集中できるようになったとか、運動習慣がある人は、調子がいい！　持久力が上がった！　と感じていることでしょう。

からだのリズムが整って、代謝のいい状態になった証拠です。

体内時計を整えると、お腹スッキリだけでなく疲労回復、アンチエイジング、生活習慣病の予防に役立つなど、たくさんのメリットがあるのです。

プログラムに入る前に立てた目標を思い出してください。スッキリした理想の体型で、やりたかったことを楽しみましょう！

お腹スッキリ7日間プログラムのまとめ

1日目

mission

「早起き早寝」で、代謝をアップ！

□いつもより20分早く起きる
□起きたらすぐにカーテンを開けて朝の光を浴びる（冬は夜が明けてから）
□大きく肩回しを前後10回ずつ
□起床後1時間以内に朝食を食べる
□起床の16時間後から寝る準備をする

★目覚めが変わる
★むくみ解消

2日目

mission

朝食に「米＋たんぱく質」を

□ 朝食に白いごはんを1膳しっかり食べる
ごはんがあまり食べられないときは、バナナなどの果物をプラスする

□ 低脂肪のたんぱく質食品（納豆、豆腐、卵、魚のいずれか）を添える

★ 体がポカポカ
★ 腹持ちUP！

3日目

mission

「20時」までに夕食をすませる

□ 「20時までに夕食」をスケジュールに

□ 夕食のデザートは明日の昼間に移動（飲料や果物も含む）

□ 湯船にゆっくりつかり、入浴後にストレッチをする

★ 朝の調子がよくなる
★ 集中力が上がる

4日目

mission

夕食を1品マイナス、朝食を1品プラス

- □ 夕食のおかずを減らして明日の朝食にまわす　または、夕食のごはんを減らして、朝食のごはんの量を増やす

★ 肌のつやがよくなる
★ 腸のリズムが整う

5日目

mission

夕食に「糖質＋食物繊維」を

- □ 玄米か雑穀入りのごはんを食べる
- □ おかずに野菜をたっぷり加える
- □ 海藻、またはきのこ料理を1皿添える

★ よく眠れる
★ 気持ちが前向きに

6日目

mission

「油」のとり方をひと工夫

□ 調理に使う油は植物の油を小さじ1
□ 外食では、油を使った料理を1皿に
□ 夕食のおかずは、魚か大豆製品を中心にする
□ 肉の場合は低脂肪のものを選ぶ

★ 体が軽くなる
★ 気持ちに余裕が出る

7日目

mission

ランチには食品数の多いものを

□ ランチセットや定食など、食品数の多い献立を選ぶ
□ 単品なら具の多いメニューを選ぶ
□ おやつは明るいうちに楽しむ

★ お腹がスッキリ！ウエストダウン

「ぺたんこお腹」をキープするための3つのポイント

お腹まわりがスッキリしたら、ぜひキープしましょう。
この生活を無理なく続けるために、3つの重要ポイントをお伝えします。

1　100点よりも「毎日50点」を目指す

毎日きっちり守れなくても、P120にまとめた7日間のプログラムの半分以上をクリアできるように意識してみてください。**「満点の日」を増やすことより、「点数の少ない日」を減らす**ことを目標にしましょう。忙しいときや休日など、食生活が乱れがちなときも、できるだけ乱れ幅を小さく、1点でも多くクリアできるようにすればいいのです。

それでも大きく乱れる日があったら、翌日は満点を目指す、というように早めにリセットしましょう。

2 「適度な空腹感」を意識する

7日間プログラムの中で、「効果はここで感じる！」というポイントを示したように、食事の効果は短期間で出るのがうれしいところ。

前の食事がちょうどよかったか？ を判断する基準は、**「次の食事の前の空腹感」**です。適度な空腹感があり、食事がおいしく食べられる状態なら、前の食事がちょうどよかった、お腹が空いていないなら前の食事が多かった、お腹が空きすぎているなら前の食事が少なかったということです。

ちょうどよい量になっていれば、余分なエネルギーが脂肪として蓄積されることはありません。お腹が空いていなければ、残っているエネルギーがあるので、その上に普通に食べてしまうと、その余剰分は脂肪に変わります。なのでやや控えめに食べます。

お腹が空きすぎていたら、すでにからだのたんぱく質が使われているので食事をとってもその分は補てんされず、リバウンド状態になって、やはり脂肪を増やす食べ方になります。

ちょうどいい量に調整するには、**次の食事までの時間と活動量で今の食事を決める**ことです。食事の前に少し意識できるといいですね。

次の食事までの時間が長い場合や、次の食事までの間で運動する場合は、いつもより多めに食べます。

逆に、次の食事までの時間が短い場合は、いつもより少なめに食べます。そうすると、適度な空腹感で食事を迎えられる回数が増えて、脂肪の蓄積も抑えられます。

3 「朝のコンディション」を毎日チェックする

本来、人間も動物なので**「からだが今必要としているものを必要なだけ食べる」**という機能が備わっています。

しかし、現代は生活リズムの乱れやストレスなどで、この機能が退化している人が多いのです。

「気がついたら体重が2kg増えていた」

「朝、起きられなくなって、初めて疲れていることに気がついた」

というのは、からだの感度がかなり落ちている証拠です。

私はフルマラソンをやっていた頃、一番食べたいものが糖質食品のごはんだったのですが、短距離走を始めてからは、肉や魚などのたんぱく質食品を食べたい！　と思うことが多くなりました。これは運動の種類によって、からだに必要な栄養素が変わるためです。持久走では糖質を、筋肉に負荷をかける短距離走のトレーニングではたんぱく質を必要とするので、自然とからだが求めるものが変わりました。からだのリズムが整っていれば、夜に甘いものを食べたいと思うことはほとんどありません。

このように感度が上がると、食べたいものに耳を澄ませばいいだけで、我慢することなく、お腹のスッキリを保つことができます。

からだの感度を上げるわかりやすい方法があります。それは**「朝のコンディション」に注目する**こと。

今日の目覚めはよかったか。顔がむくんでいないか。空腹感はあるか。便意はあるか。からだの変化を感じ、今のからだが求める食べ方ができるようになると、いつまでも太らず、ベストな体重、理想の体型で過ごすことができます。

このプログラムを実践すると、からだの感度が高まります。からだの感度を上げて、いつまでも美しく、イキイキと過ごしましょう！

「近頃、あまり空腹感がない」と思ったら、食事の量を減らすのではなく、少しからだを動かして代謝を上げましょう。

誰もができる、日々の小さな工夫でスタイルを保つことができるのです。

次の4章では、スッキリしたお腹をキープして、さらに代謝を上げるためのストレッチと筋トレを紹介します。無理なくできて効果の出るものを伝授します。

ぜひ生活の中に取り入れてください！

4章

お腹に直接効く かんたんストレッチ＆ らくらく筋トレ

——「立ったまま」「座ったまま」で、
劇的な効果！

〝軽く運動しただけで、みるみる燃焼するからだ〟をつくる

この章では、お腹スッキリの効果をさらにアップさせる運動を紹介します。

「毎日腹筋をしているのに、お腹まわりの肉が全然落ちない！」

「週末にウォーキングをしているのに、太る一方……」

がんばって歩いたり、走ったりしているのに、なかなかやせないという相談を受けることがよくあります。そういう人はたいてい、筋肉量が少ないのです。

有酸素運動をがんばっても、筋肉量が少なければ脂肪は効率よく燃えません。

運動量に対して、食事の量が足りていないことも、運動してもやせない原因のひとつです。

食事量、特に糖質やたんぱく質が不足していると、筋肉を壊して運動のエネルギー

を補充することになります。そのため、運動することで筋肉が減り、代謝が落ちてしまうのです。

できれば筋肉量や基礎代謝量の出る体組成計で、運動の効果を確認するのが理想的です。

体脂肪率しか測定できない体重計なら、P33で紹介した方法で体脂肪量の変化を確認しましょう。

有酸素運動を続けながら、体脂肪量の変化を見てみてください。

体重が減っても体脂肪が減らないなら、筋肉量が減っているので、運動量に対して食事量が見合っていないということです。糖質やたんぱく質をきちんととって、疲れがとれないときは、運動量も減らしましょう。

近頃はランニングがブームになっていることもあり、手軽に始められるからと、まずはジョギングに挑戦する人が多くいますが、そこに「筋トレ」もつけ加えてください。筋トレで筋肉量を増やしながら、有酸素運動をすると、脂肪がさらに効率よく燃焼できます。

「週末2時間のランニング」より「2日に1回30分歩く」ほうがやせる

平日は時間がないので、会社と家の往復で終わってしまう。その代わり、週末に集中的に運動する――。もちろん何もやらないよりはいいのですが、これは効果の出にくい運動方法です。

1週間の消費カロリーの合計で見ると、週末にまとめて運動しても、平日こまめに運動しても同じように見えますが、代謝が落ちる30代後半になったら、少しやり方を変えましょう。

集中的に運動すると疲労が残りやすく、週末の疲れを翌週に引きずることになり、活動的に過ごすことができません。

適度な運動をすると、その後、1~2日は代謝の高い状態が続き、消費カロリーが増えるといううれしい効果があります。だから**1週間で同じ量の運動をするなら、できるだけ分散して運動したほうがお得**なのです。

たとえば週2回運動するなら、週末の土日にまとめてやるより、週末に1回と、週の半ばの水曜日あたりにもう1回、運動日を設定するほうが効果的です。

そうすることで1週間の間、平均的に代謝の高い状態を保つことができます。

週末に2時間のランニングをするよりも、30分程度のウォーキングを、2日に1回などの頻度で実行するほうが効果的ですし、長続きします。

代謝が高い状態か、低い状態かは、お腹の空き具合でわかります。

よくお腹が空くのは、代謝が高い状態です。

あまりお腹が空かないときは、代謝が落ちています。

お腹が空かないときは、食事量を減らす前に、少し運動量を増やして代謝を上げるようにしましょう。

こんな「ちょっとした動き」で、ハードな運動と同じくらい効く！

前章の「7日間プログラム」を実践すれば、お腹スッキリ効果が実感できます。その効果を早く出したい！　もっと大きく減らしたい！　という人は、これから紹介する**「プチ運動」をプラス**してください。

私は管理栄養士であると同時に、健康運動指導士でもあるので、個人面談では食事と運動の両面からアドバイスします。

ちょっとでもからだを動かすことを生活に組み込むと、食事改善の効果が早く大きく出るという例をたくさん見てきました。

それと同時に、生活にメリハリができて体内時計のリズムも整うので、体調もよくなり、さらなる代謝アップも期待できます。

ただし、続かなければ意味がないので、特別なことや無理をする必要はありません。今の生活の中にちょっと組み込み、継続できることを最優先に考えます。

忙しくて時間をかけてじっくり筋トレをしたり、有酸素運動をする時間はない！という方に向けて、効率よく、効果的に継続するためのポイントを紹介します。

くれぐれも無理のない範囲で。ヒザや腰などに不調がある方は行なわないでください。

1　からだ温め上半身ストレッチ

ストレッチではほとんど脂肪は燃焼しませんが、関節の可動域を広げることで、運動の効果を高めることができます。筋肉をほぐすことで代謝を上げることもできます。まず、胸と背中、肩甲骨まわりのストレッチから始めましょう。肩こりの人は特に、胸の筋肉や肩甲骨まわりがこり固まっています。ここが固まっていると、からだが大きく動かせないので、運動しても効率よく熱をつくることができません。

また、肩甲骨まわりの筋肉が固まると、猫背になりやすくなります。その姿勢がお腹まわりに脂肪をため込み、さらに背中にも脂肪をつきやすくします。固くなりやすい大胸筋と肩甲骨まわりの筋肉を朝、ストレッチすると、からだが温まり、1日の代謝アップにも役立ちます。歩いたり運動したりするときの動きもスムーズになり、エネルギーを消費しやすいからだになります。また、入浴後にストレッチをすることで、寝ている間の消費カロリーが増え、寝つきがよくなります。

肩甲骨のストレッチ

1
立った状態で、
両手を後ろに組む。

2
背筋を伸ばして、
手を上に上げ、
胸の筋肉を伸ばす。
手のひらは背中側に向ける。

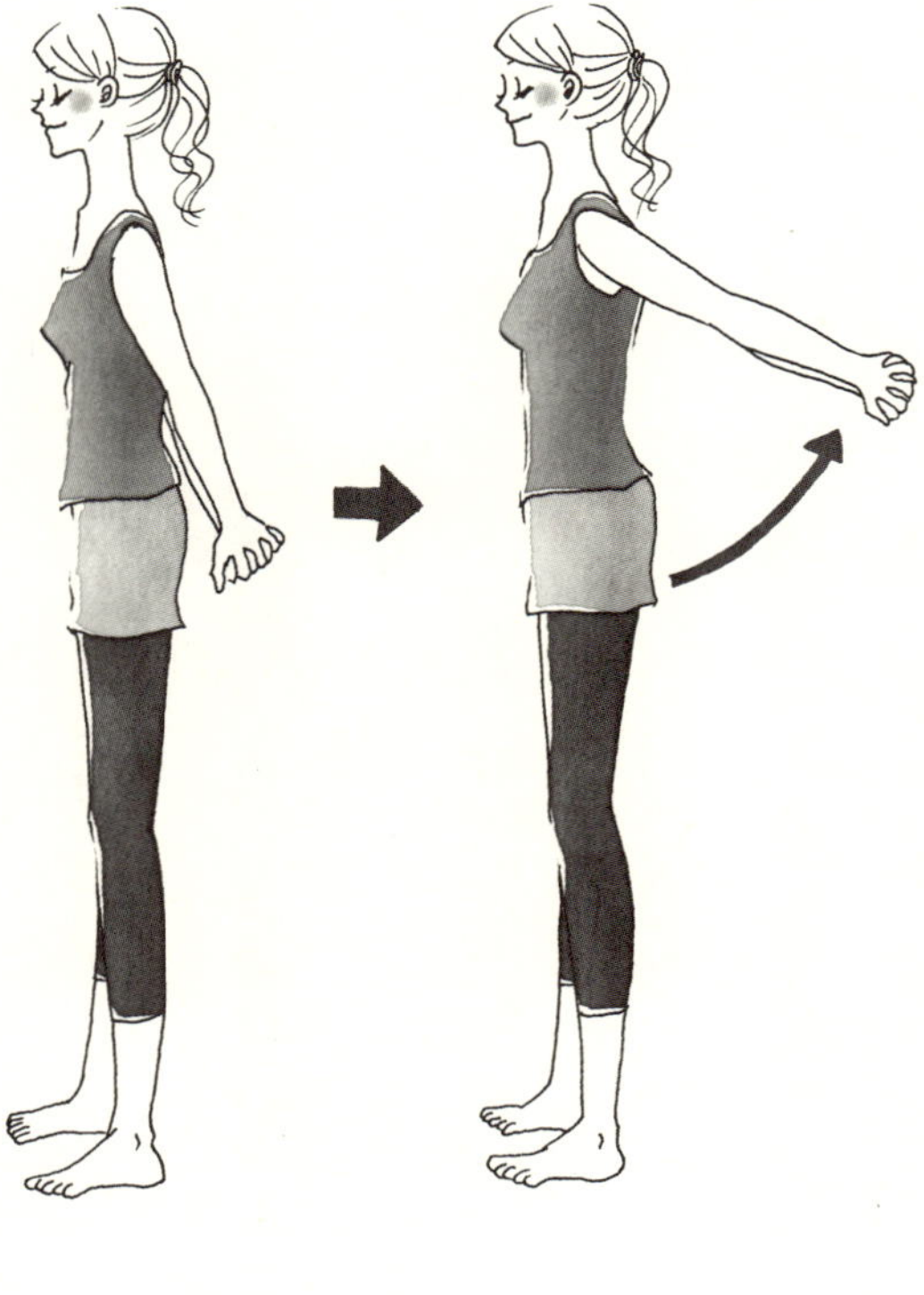

大胸筋ストレッチ

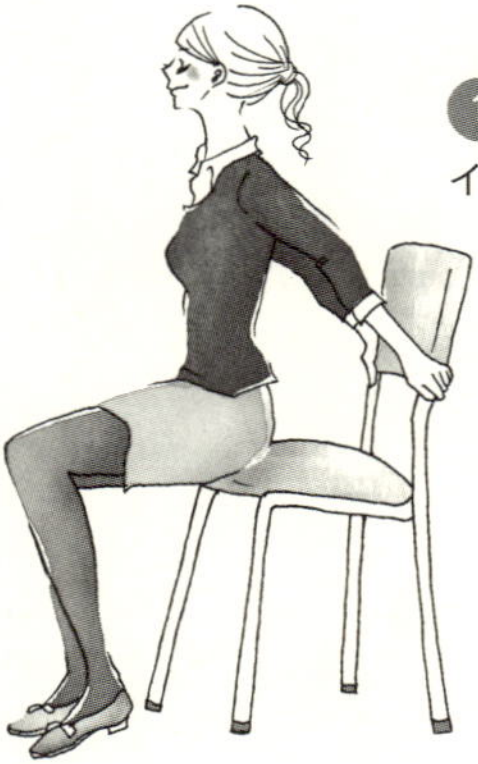

イスを使って

1
イスの背もたれを両手でつかむ。

2
両肩を後ろに引いて、
胸を伸ばす。

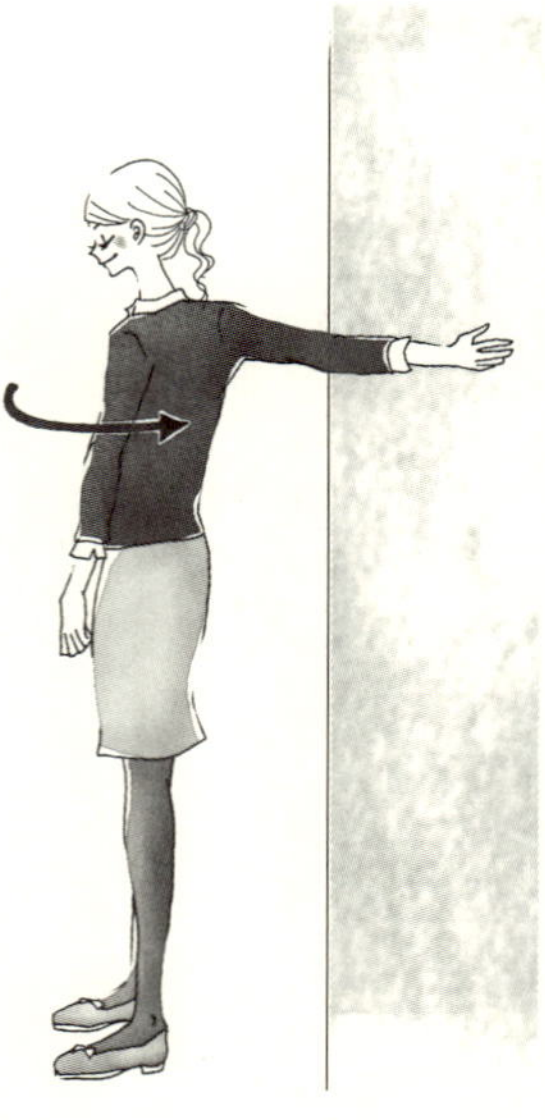

壁を使って

1
壁から30cmほど離れて
横向きに立ち、
右腕を肩の高さまで上げて
壁に伸ばす。

2
手のひらを壁につき、
左肩をゆっくり後ろに引いて
右の胸を伸ばす。
左右20秒ずつ。

肩甲骨の動的ストレッチ

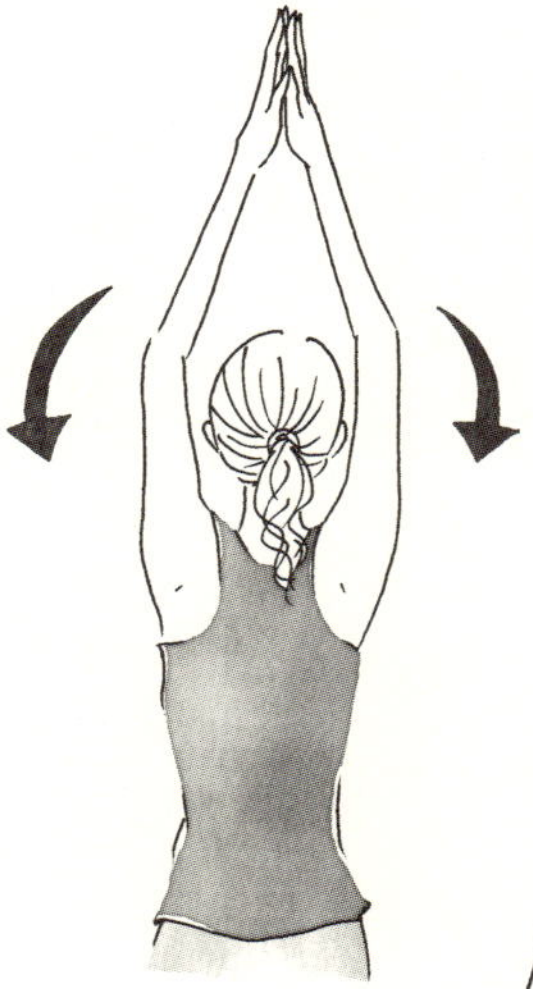

1

肩幅に足を開き、
両手を頭の上で合わせる。
背筋を伸ばし、
両手をしっかりと伸ばす。

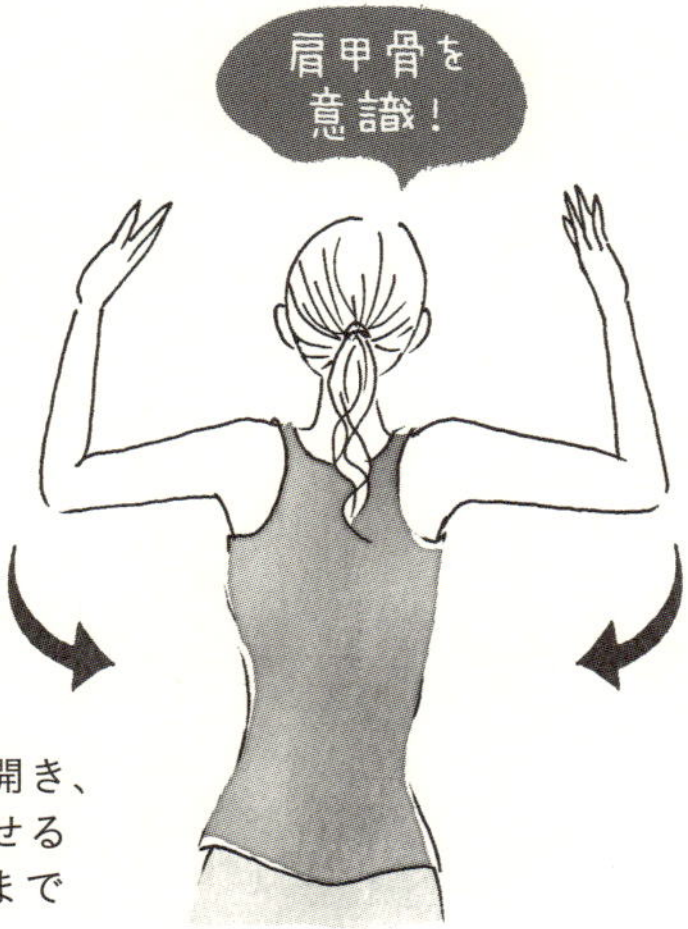

2

手のひらを外に向けて開き、
ヒジを少し背中側に寄せる
イメージで、肩の位置まで
ゆっくりおろす。
20回くり返す。

2　からだが軽くなる下半身筋トレ

お腹まわりの脂肪を効果的に落とすには、筋肉の量を増やし、基礎代謝の高いからだをつくることです。

脂肪をダイレクトに燃焼させるのはウォーキングなどの有酸素運動ですが、筋肉が少ない状態で有酸素運動をがんばっても、脂肪燃焼効果は小さくなります。

「からだが重たい」「だるい」と感じるのは、脂肪が増えたことより、筋肉が減ったことが原因です。歩いてもやせない、動くとすぐ疲れるという人は筋肉が少ないのです。

筋肉量を増やし、代謝を上げて脂肪を燃焼するには、できるだけ大きな筋肉をトレーニングすることです。

からだの中で一番大きな筋肉は、お尻や太ももなど主に下半身にあります。この筋肉を刺激すると、成長ホルモンが出やすくなり、筋肉が効率よく増えます。

ただし、筋肉はふだんより強い刺激を与えることで前よりも強くなるという性質があるので、ラクにできる運動では筋肉は増えません。

回数の目安が書いてあっても、「キツイ」と感じるところまでやってみてください。たとえばスクワットでも「重り」を持ってやるとか、回数を増やすなど、運動強度を上げる工夫をしましょう！

スクワット

① イスの前に両足を
軽く開いて立つ。

★ ヒザを曲げたとき、
つま先より前に出ない！

★ 正しい姿勢でやるために、
最初はイスを使うのがおすすめ

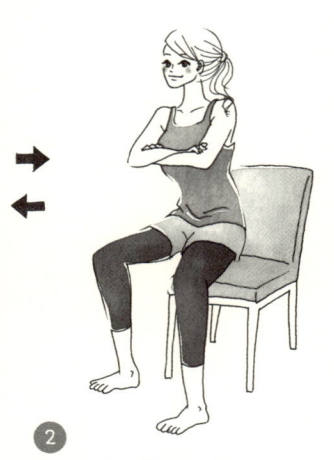

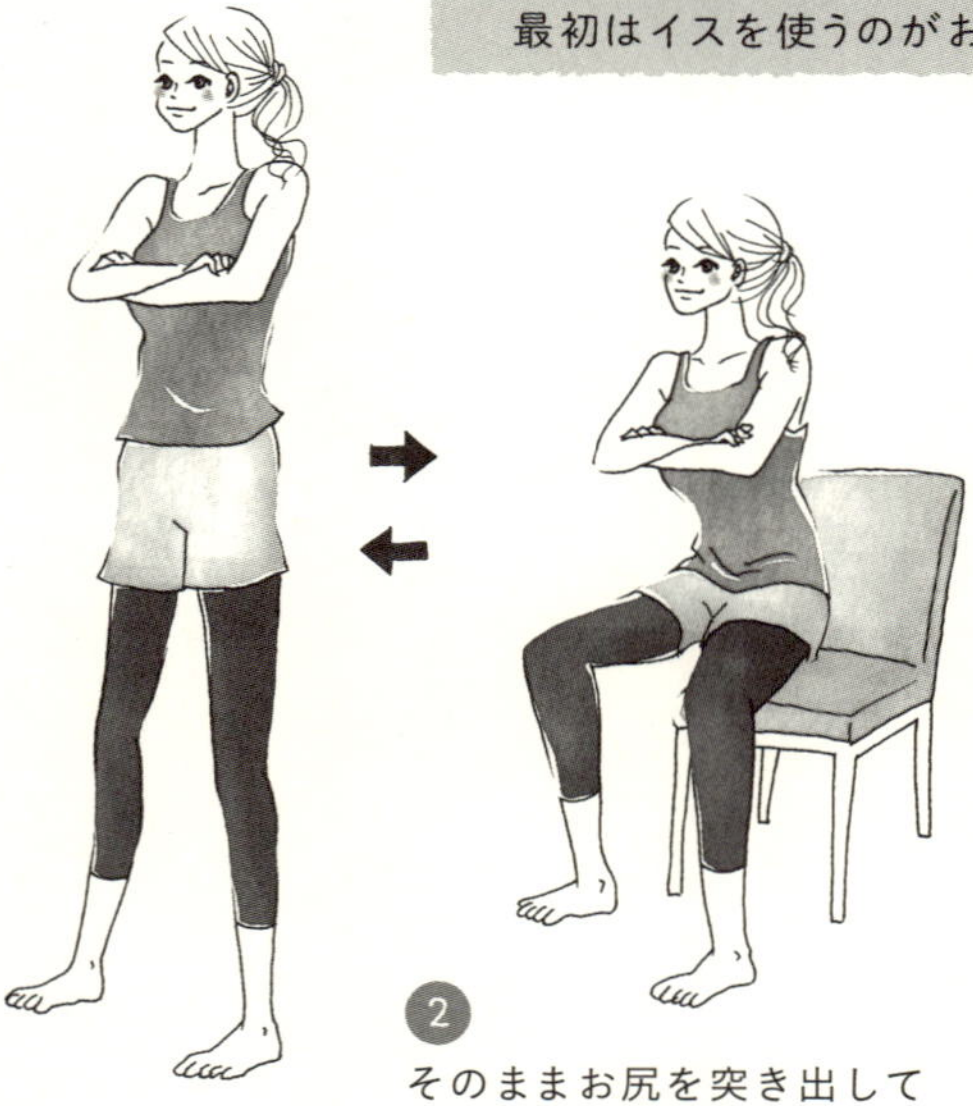

② そのままお尻を突き出して
イスに座ろうとする。
座面につくぎりぎりのところで
止めて立ち上がる。
３秒かけてしゃがみ、曲げたところで
１秒止め、３秒かけて戻す。
20回×２セット（できる範囲で）。

ヒップリフト

①
床にあおむけになり、
両ヒザを骨盤の幅に開いて立てる。

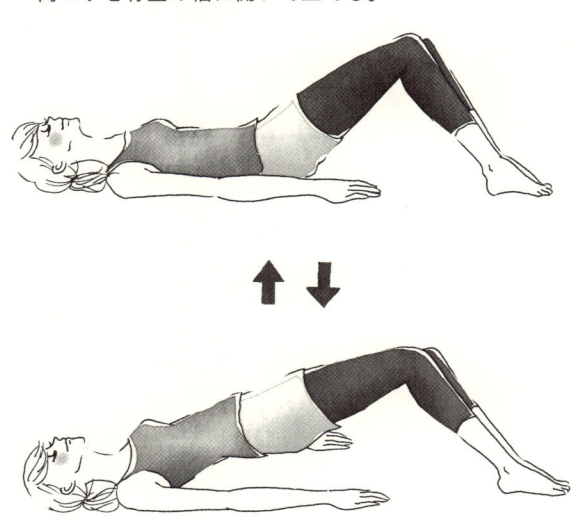

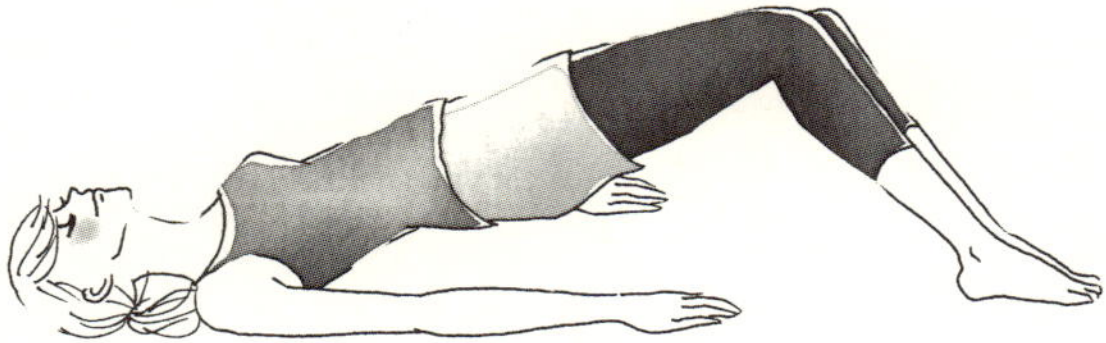

②
お尻を持ち上げ、ヒザから肩が
一直線になる状態でキープ。
３秒かけて持ち上げ、１秒とめて、
３秒かけて戻す。
20回×2セット。

3　脂肪がどんどん燃える有酸素運動

ストレッチで、からだの動きがスムーズになり、筋トレで下半身の筋肉がついてきたら、有酸素運動の脂肪燃焼効果はぐんと高くなります。

実はラクに歩ける、ラクに走れるペースでは脂肪はあまり燃えません。

息がはずむくらいのペースが効果的ですが、キツイ運動は続きませんよね。

そこで効率よく脂肪を燃焼させるためにおすすめなのが、**「リズムを変えて歩く（走る）」**ことです。

スピードを上げて歩いて（走って）、落とす、スピードを上げる、落とす、をくり返します。スピードを上げたときにやや息が上がるようにして、しばらくその状態を保ったら、スピードを落として息を落ち着けます。完全に息が落ち着く前に、またスピードを上げて……ということを続けます。

そうすることで脂肪が燃焼し、息がはずむペースで歩いたときと同じ効果が得られます。

もうひとつは、**「重り」を持って歩く**方法です。からだが重たくなる分、からだに負担がかかるので、強度が上がり、脂肪が燃焼されやすくなります。ペットボトルを両手に持つなど、「重り」は何でもいいですが、左右が均等になるように持ってください。やや重たいリュックを背負うのもいい方法です。100円ショップでも、500g程度のウエイトを買うことができます。手や足に巻くタイプがおすすめです。

これらの方法なら、負荷が大きくなるので、短時間でも効率よく脂肪を燃焼でき、忙しい人でも続けやすいでしょう。

有酸素運動の効率を上げる

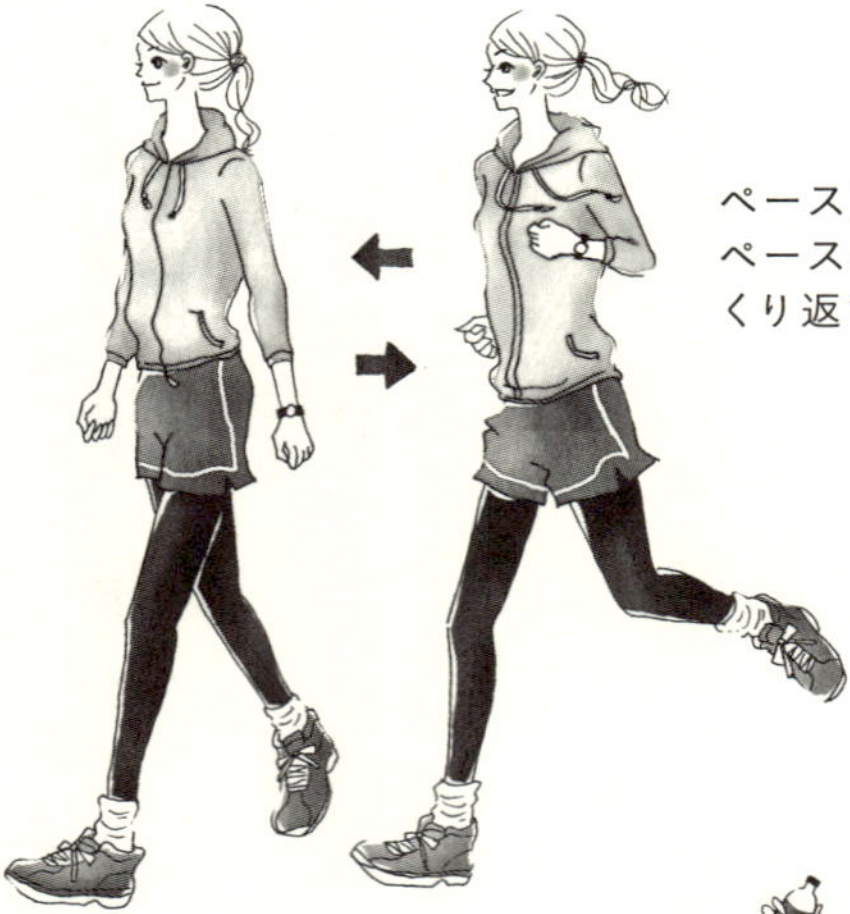

ペースアップ、
ペースダウンを
くり返す。

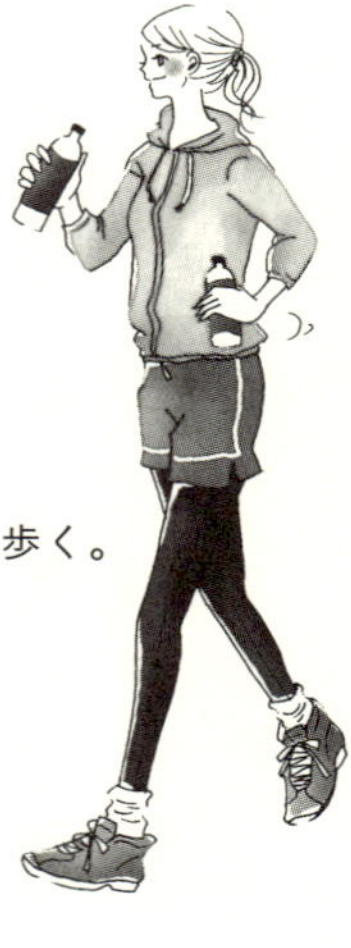

重りを持ちながら歩く。

「筋トレ⬇有酸素運動」の順番を守れば、効果は倍に！

有酸素運動の脂肪燃焼効果を上げる方法が、もうひとつあります。それは、**有酸素運動の前に筋トレをする**ことです。

筋トレをすることでからだについた脂肪が分解されて血液中に流れます。このタイミングで有酸素運動を行なうと、脂肪が効率よく燃焼するのです。

逆に有酸素運動をしてから筋トレをしても筋肉量は増えにくく、代謝を上げる効果も低くなります。

たとえばウォーキングの前にスクワットをするなど、「筋トレ↓有酸素運動」の順番を守るだけでも、一気に運動の効果を上げることができます。

4　ぽっこりお腹をギュッと押し込む腹筋運動

腹筋が弱いと内臓が出てお腹がぽっこりするだけでなく、脂肪が下にたれて下腹が出てきます。

これが体型に大きく影響します。

ですから、腹筋運動で筋肉のコルセットをつくり、内臓をきっちりとした場所に収め、正しい姿勢をとること。これでお腹まわりはよりスッキリしてきます。腰に負担をかけず、姿勢よくさっそうと歩くためにも効果的です。

歩きながらお腹を凹ませ、腹筋を刺激するのもおすすめ！

強度の強い腹筋運動をするだけでなく、ふだんの動きの中でお腹に力を入れて腹筋を鍛える方法もいいでしょう。

立位ドローイン

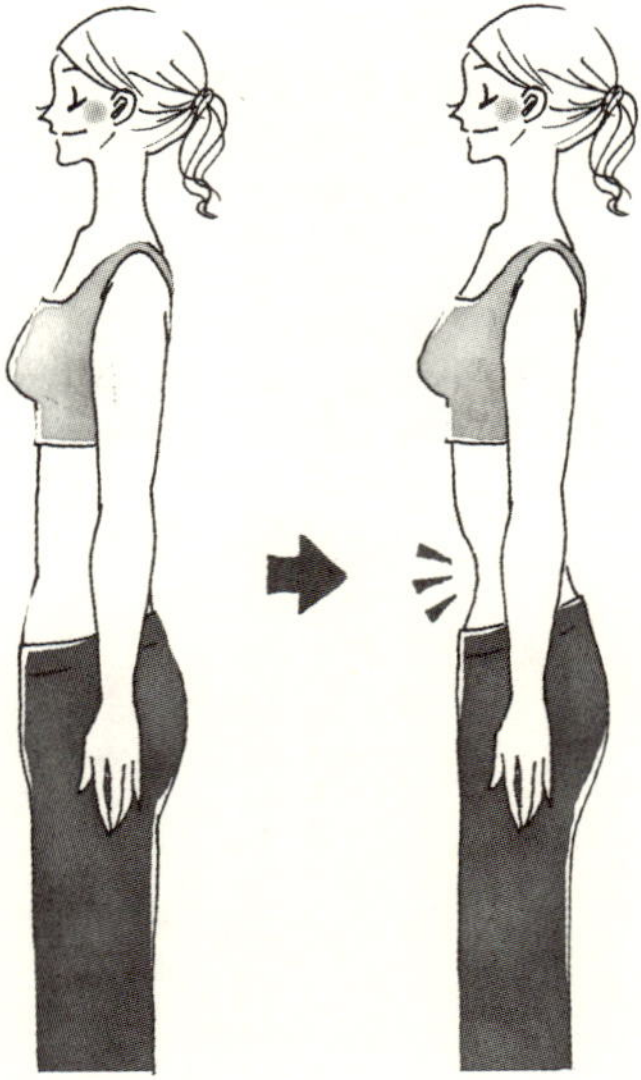

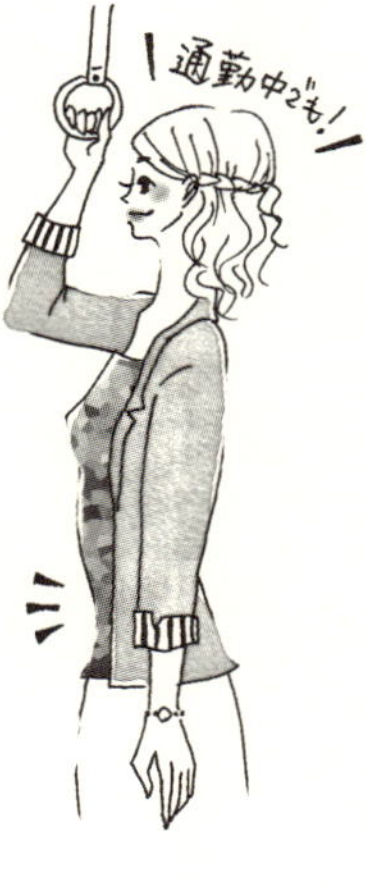

①
両肩を後ろに引いて背筋を伸ばす。

②
息を吐きながらお腹をぐっと凹ませ、
お尻にも力を入れる。
肩が上がらないように気をつけて、
呼吸を止めずにお腹を凹ませたまま
20秒キープ。

座位ドローイン

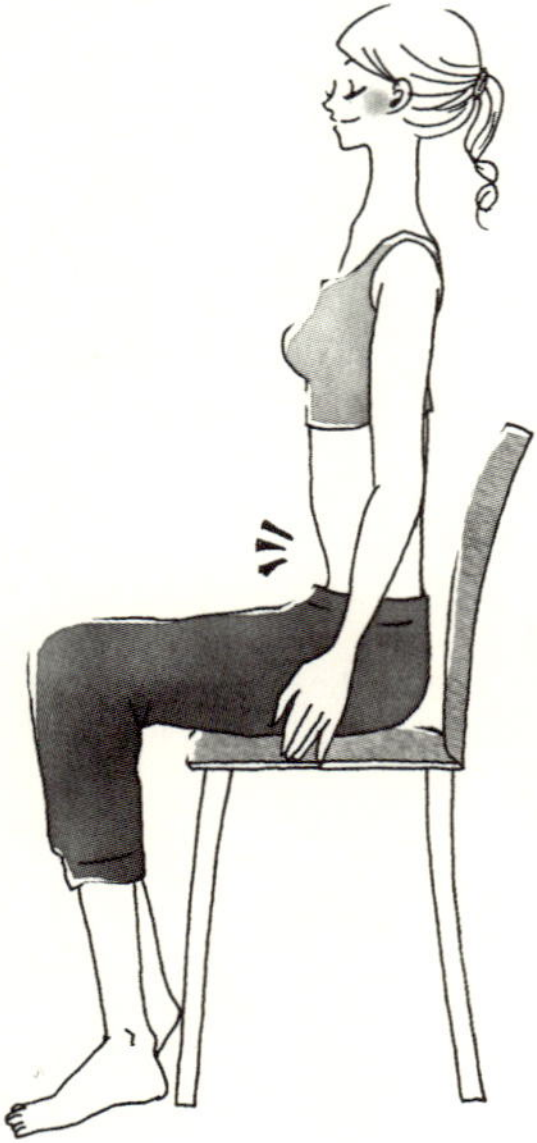

1

両足をやや開いて座る。
両肩を後ろに引いて
背筋を伸ばす。

2

息を吐きながら
お腹をぐっと凹ませ、
お尻にも力を入れる。
肩が上がらないように
気をつけて、
呼吸を止めずに
お腹を凹ませたまま
20秒キープ。

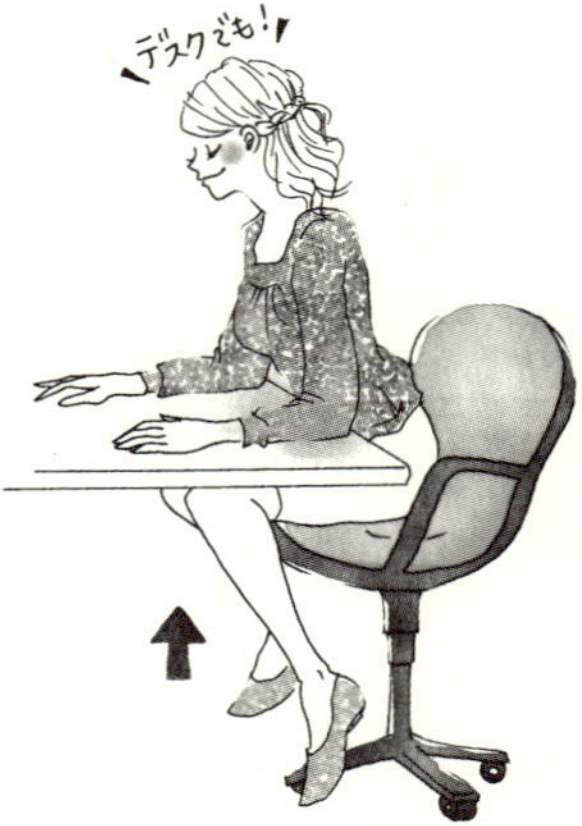

腹筋ウォーキング

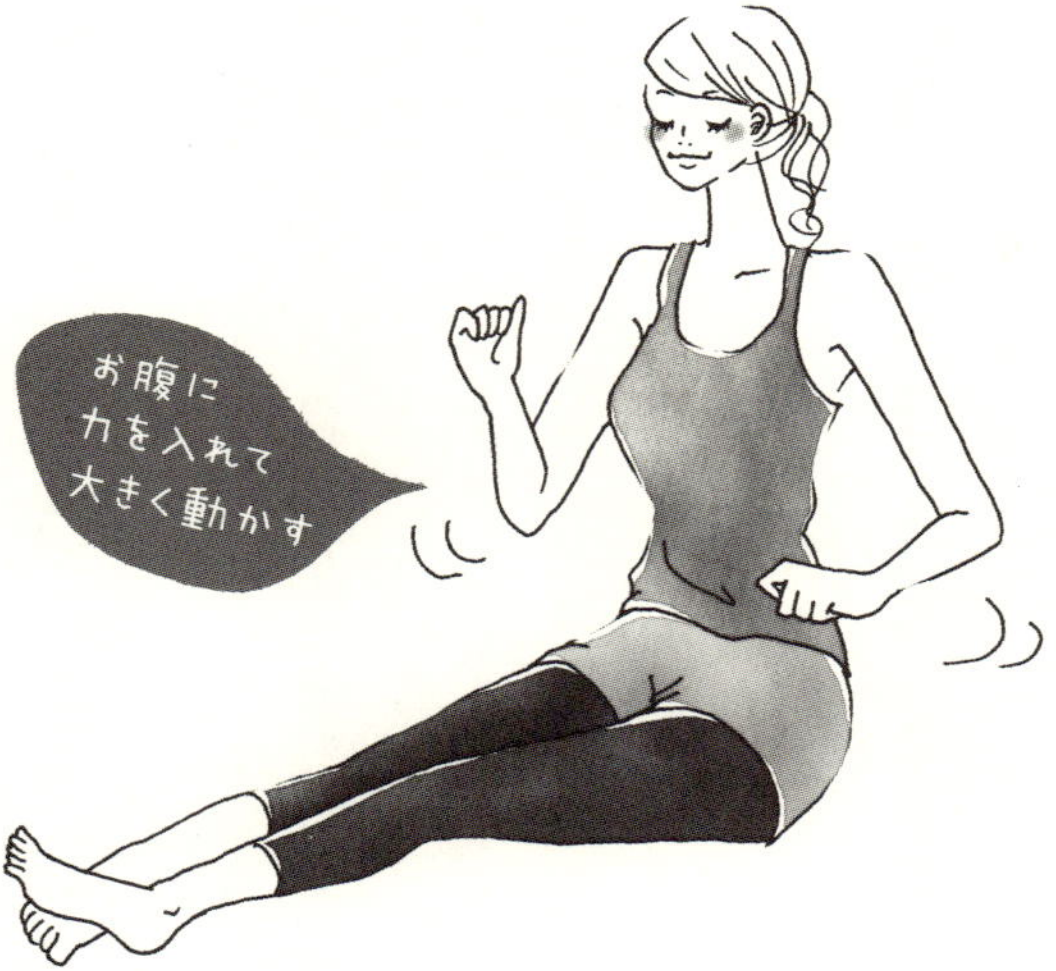

1
床に足を伸ばして座る。

2
左右のお尻を使って歩くつもりで、
前に10歩進み、後ろに10歩戻る。

5 「姿勢よく座る」「立って掃除する」だけでもやせる

運動する時間がなかなかとれないときでも、じっとしている時間を減らすことを意識しましょう。じっとしている時間に内臓脂肪はたまっていきます。掃除をしたり、洗濯をしたりと生活の中でこまごまと動いているときには、脂肪がエネルギー源として使われます。だから特別な運動をしなくても、じっとしている時間を減らすだけでも効果的なのです。家の中でゴロゴロしているよりは、座る。電車では座るより立つ。信号待ちでじっと立っているより次の信号まで歩く、歩くより早歩き、です。

また、せっかく運動をしたなら、その後の時間も意識しましょう。

筋トレでも有酸素運動でも、運動後しばらくの間、エネルギー消費が高い状態が継続します。運動強度にもよりますが、**エネルギー消費が高い状態は1時間半〜2時間は続く**といわれています。運動後のんびり過ごすのはもったいないので、そのまま掃除や買い物などをすませるのがおすすめです。

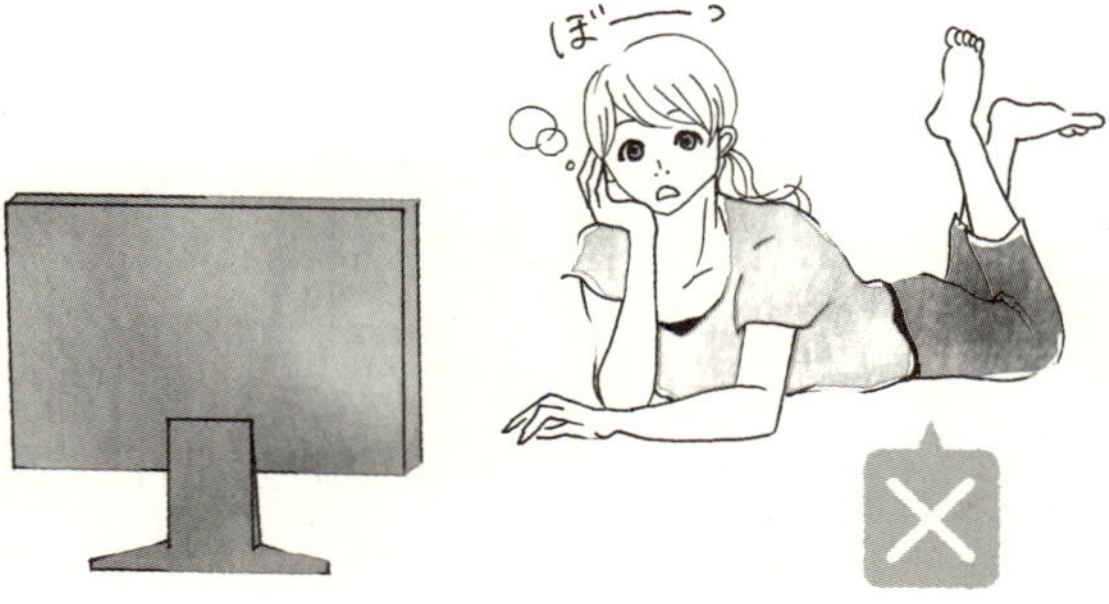

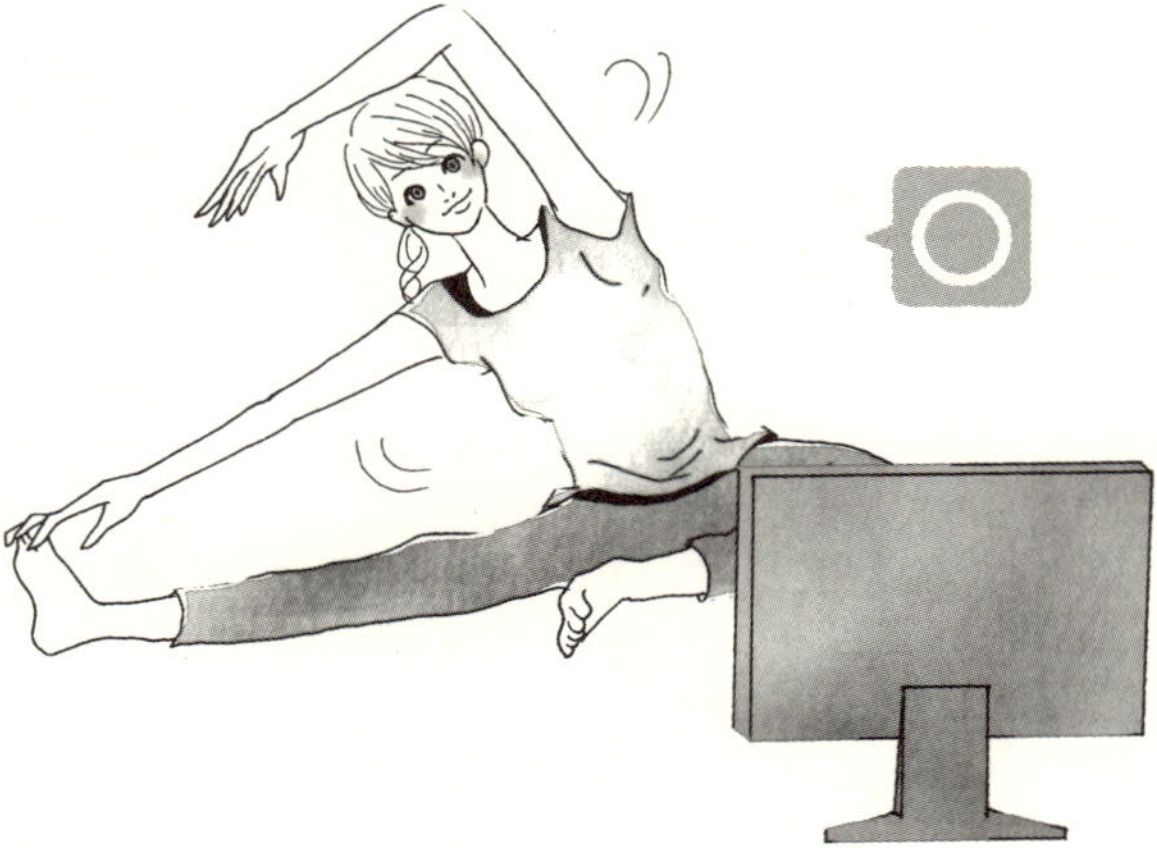

ちょっとの工夫で、お腹が凹みます

いちばん効果が出る「1日"ながら運動"スケジュール」

食事と同様に運動も体内時計のリズムに合わせて行なえば、より効果的に筋肉をつけ、脂肪を減らすことができます。

からだの時計を意識してふだんの生活の中に組み込む方法を次ページからまとめましたので、朝、昼、夕のうち取り組みやすいところからスタートしましょう。

ストレッチ、筋トレ、有酸素運動をセットで組み込むと習慣化しやすく、効果も得られやすくなります。

朝タイムを使う

朝の運動は、1日のスタートボタンをしっかり押して、1日中、代謝の高い状態をつくるのに効果的！　時間が遅くなるほど、その日の仕事や気分に影響されやすくなるので、朝にトレーニングタイムを持ってくるのがおすすめです。

これからあげる時間帯別の運動リストは手帳やスマホにメモしたり、部屋に貼り出したりして、できた日は丸印をつけてみましょう！　毎日続ける力になるはずです。

□起床後、カーテンを開けて朝日を浴びながら肩甲骨のストレッチ（P137）
□テレビを見ながら腹筋ウォーキング（P151）
□朝食後、トイレでドローイン（P150）
□歯磨きしながらスクワット（P142）
□電車の中で立ってドローイン、座ってドローイン（P149・150）
□通勤で歩くときは、ペースアップ↓ペースダウンをくり返す（P146）
□荷物はできるだけ両手に分散させる（P146）

昼タイムを使う

忙しい人は昼休みの1時間を有効活用しましょう。

ふだんは忙しくて時間がとれない人は、休日の昼間にちょっと強めのトレーニングを入れましょう。

昼間はもっとも運動機能が活発になる時間帯です。からだがスムーズに動くので、短時間でも効果が得られやすくなります。

また、昼間を活動的に過ごすことで、生活にメリハリがついて体内時計の働きがスムーズになります。夜ぐっすり眠れて、朝スッキリ起きるというリズムもつくりやすくなります。

平日の昼トレ

□職場でストレッチ（P137〜139）
□階段の2段上がり
□デスクでドローイン（P150）
□10分間、早歩きをしてランチに行く

休日の昼トレ

□肩甲骨のストレッチ（P137）
□肩甲骨の動的ストレッチ（P139）
□テレビを見ながらスクワット（P142）
□なわとび
□広場や公園があればスキップ走やボール投げ
（スキップは大きく、ボール投げに使うボールは大きめのものがおすすめ。全身を使って投げましょう）

夜タイムを使う

夜は、からだの細胞がつくり変えられる時間です。この時間に合わせて筋トレをすると、筋肉が強化されやすくなります。さらに、ストレッチや入浴と組み合わせることで、筋肉の疲れをとり、就寝中の代謝を上げることができます。

□入浴前の筋トレ（P142・143）
□テレビを見ながらヒップリフト、腹筋ウォーキング（P143・151）
□就床1時間前に入浴（ぬるめの湯船にゆったりつかる）
□入浴後の肩甲骨のストレッチ、大胸筋ストレッチ（P137・138）

歯みがきと同じように、ながら運動を「生活の一部」に

取り組む時間帯を決めたら、「毎日やる」を基本ルールとしましょう。「週○回」という設定にすると、ちょっと疲れたとき、「今日はいいや。明日やろう」となり、結局目標をクリアできなくなります。「毎日やる」を基本ルールにしておくと、結果的に週5回程度はクリアできることになります。

筋トレは本来、「これ以上は無理」という強度を、週2～3回やるのがもっとも効果的ですが、筋肉の少ない人は、筋肉痛になるほど筋肉に負担がかけられないことが多いので、毎日やって回数を増やすほうが効果的な場合もあります。

5章

〈実例〉
きちんと食べて、お腹がしっかり凹みました！

――「体型が変わって、心も前向きに！」
「20代の自分を取り戻せた」……
喜びの声が続々！

生活時間が不規則でも、「太らない食べ方」で体型をキープ

佐藤陽子さん　会社員・29歳

悩み

ふだんは20時に業務終了となるため、帰宅して夕食をとるのは21時頃になってしまいます。

朝は比較的遅めの出勤なので、家でしっかりと朝食を食べます。

お昼は栄養バランスを考慮して、社員食堂で日替わり定食を選んでいます。

夕方、ひと息入れるときにお菓子を食べるので、夕食は軽めにして太らないように気をつけています。疲れて自炊する気にはならないので、帰宅途上で、豆腐と野菜がとれるおかずを買って帰ります。

シフト勤務で週に1～2回夜勤があります。夜勤明けの日はオフになるため、がんばったごほうびに、昼からアルコールを飲み、おやつには大好きなケーキを楽しみます。

13時～15時頃まで昼寝をして19時には夕食を食べて、ふだんより早めに寝ます。夜勤明けに食べる量が増えると自覚していますが、ストレス発散にもなるため、なかなかやめられません。

その分、日頃から野菜を多くとるようにするなど、気を遣っています。

運動は、朝夕の通勤に30分ほど歩くのと、スポーツクラブに週に2日通っています。学生の頃は激しく動いて汗をかくことでスッキリしていましたが、今は激しい運動は避けて気分転換のためにヨガやピラティスに通っています。20代後半からお腹まわりのお肉が気になり、運動はしているつもりなのですが、なかなか落ちません。

アドバイス

ふだんの日はそれほど問題ないようですが、週1～2回の夜勤の日がリズムを乱すポイントになっています。

20代までは徹夜をしてもからだは対応できますが、徐々にリズムの乱れにからだが対応できなくなってきます。

代謝が落ちてきているので、運動の効果も出にくくなっているようですね。

「ニセモノの食欲」にだまされない

睡眠不足やストレスは食欲を乱すことがわかっています。

だから夜勤明けは、ドーンと食べたくなるのです。ただ、睡眠不足で代謝の悪い状態で食べ過ぎると、からだへの負担は大きく、食べたものが脂肪に変わりやすくなります。30代になると脂肪のつく場所がお腹まわりに変わってきます。

特にアルコールやつまみ、ケーキで脂肪がどんどん合成され、すべてがお腹まわりの脂肪をつくる原因に。

アルコールやケーキを一気にやめるのはストレスになるので、少しずつ量を減らしましょう。ビールはグラス2杯飲むところを1杯にする、つまみを1種類減らしてサラダに変える、ケーキは小ぶりのものを選ぶ、という感じです。買う前に意識することが大事です。開放的な気分で、いろいろ買いたくなりますが、自分で「ちょっと減らそう」と意識するだけで、食べ過ぎを防ぐことができます。

ゆっくり楽しめば、意外といつもよりも少ない量でも満足できるはずです。

たくさん食べるのは、ただの〝クセ〟!?

佐藤さんは、健康への意識が比較的高く、いつもきちんと食べることを心がけています。食べる内容も大事ですが、**食べる量はからだの状態に合わせて調整する**必要があります。いつも「きちんと」でなくていいのです。量を調整する指標は空腹感です。

たとえば、夜勤明けで開放的に食べたい！　と思っても、それほど空腹を感じないなら量は控えめに。当たり前のように感じるかもしれませんが、「夜中ずっと起きていたし、夜勤明けはたくさん食べる」というのが、クセになっているようです。それほどお腹が空いていないときは、軽めにすませましょう。

こんなふうに調整していけば、食べ過ぎることは減ります。「今はこれくらいでいい」という自分の食事の適量が見えてくるはずです。

運動に「筋トレ」をプラスする

お腹まわりが気になりだしたということは、筋肉量が減って代謝が落ちている証拠です。運動をより効果的な方法に変えましょう。**筋トレのあと、有酸素運動をする**と脂肪は燃えやすくなります。朝歩く前に、スクワットを入れてください。筋トレでからだについた脂肪が分解されて血液に流れ出してきます。このタイミングで歩くと脂肪が効率よく燃焼されます。

スポーツクラブでは筋トレを20分程度行ない、その後に歩いて帰るのもいい方法です。ふだん歩くときも、ちょっとスピードを上げたり、あえて坂道や階段のあるコースを選ぶのも効果的です。

1カ月後の佐藤さん

空腹感を意識するように言われて、最近あまり空腹を感じることがなかったことに気づきました。不規則だからこそ、いつもきちんと食べないといけないと思い、外食でもほとんど残すことはありませんでした。

空腹感を意識しはじめたら、ごはんは半分でよかったり、1品減らしてもいいことに気づき、いかに食べ過ぎていたかがわかりました。夜勤明けのケーキやアルコールも気分の問題だと気づきました。買うときにちょっと我慢すると、これまでの半分の量でも満足できました。運動の仕方も変えてみました。筋トレをしてから歩くと、今までよりスムーズに歩けるような気がします。

なんだか「効いている」気がしてワクワクして続けてみたら、1カ月で2kg体重が減りました。お腹まわりにも効果大で、スカートにシャツをインする格好が、以前よりも決まるようになりました。

夕食が遅く、アルコールも多い……でも1週間でウエストが減った！

大森孝さん　食品メーカー・35歳

悩み

食品関係の仕事をしているので、「視察」と称した会食の機会が多く、夕食時間が遅くなり、会食では必ずアルコールを飲みます。若いときから、こういうつき合いも仕事のうちだと割り切ってきました。

もともとお酒は強かったのですが、近頃どうも酔いやすくなり、飲む量は減りました。飲んで帰ったあと、家でついアイスクリームを1個食べてしまいます。よくないと思っているのですが、ホッとひと息つける時間でやめることができません。

朝は食欲がないので、コーヒー1杯ですませています。もともとやせ型で、体重はそれほど増えていないのですが、ここ数年で体型が変わってきてしまい、スーツのお腹がどんどん苦しくなっています。わき腹や背中にも脂肪がついてきたことがわかり、どうにかしなければと感じています。

時々は「絶対やせる！」と誓うのですが、翌日からまた会食が続き、寝る前のアイスもやめると宣言して3日後には食べてしまいました……。

どうしたら、やせられるでしょうか？

アドバイス

まず、目標を「やせること」から、「体型を引き締めること」に変更しましょう。もともとやせ型だという人ほど、ダイエット経験がなく、どこから手をつけていいのかわからない、ということになりがちです。間違っても、食事を抜いたりしないようにしてください。

やせ型でお酒に強くてもアラフォー世代になると、お酒をともなう会食が続くと、ほとんどの人は、お腹まわりが出てきます。

これには複数の要因が重なるからです。まず、お酒が出ると食事時間が長くなり、遅くまで飲んで食べ続けることになります。遅い時間になればなるほど、お腹に脂肪がつきやすくなります。

さらにアルコールを飲みながら食べると、アルコールの代謝が優先されるので糖質や脂質の代謝が後回しになり、つまみで食べたものが脂肪に変わりやすくなります。つまり、**飲みながら食べると、普通に食べたときよりお腹に脂肪がたまる**のです。

年齢とともに酔いやすくなったというのは、代謝が落ちた証拠。酔いやすくなった＝太りやすくなったということなので、からだの変化に合わせて食べ方や飲み方を変えていく必要があります。

21時以降の飲み方、食べ方のひと工夫

飲む会合の席でも21時にスマホのタイマーをセットして、ここから周囲の人に気づかれない程度に、食べ方や飲み方を変えていきます。

アルコール自体は血糖値を上げませんが、糖質が含まれるものは血糖値を上げ、脂肪の合成を進めます。サワーや梅酒のように甘いものは避けましょう。甘くなくてもビールやワイン、日本酒といった発酵酒には糖質が含まれています。

これらは最初の1杯だけにして、2杯目からは糖質を含まない焼酎やウイスキーなどの蒸留酒に変えます。

次に食事です。コース料理は前半重視で、後半になるほど量を減らしていきます。最初に出る野菜料理やスープなどはしっかり食べて、メイン料理は脂質の少ないものをチョイス、できれば21時以降は極力食べないようにしましょう。

帰宅後のアイスクリームは、ダイレクトにお腹にたまります。習慣になっているので、まず食べる前に「どうしても食べたいか」自分に問いましょう。どうしても食べたいときは、1カップ全部食べずに、ひと口ずつ味わって気持ちが満たされたらストップしましょう。1個食べるのが習慣になっているだけなので、満足できたらやめると意識するだけでも違います。割高でも、お腹まわりのために小さめのカップを買うのもいい方法です。

1週間に2回「リセット日」をつくる

外での会食が多い人におすすめしたいのは**「リセット日」をつくる**ことです。仕事の予定はなかなか変えられないので、会食がない日は「リセット日」と決めます。休日の1日に加え、平日に1日つくることができれば、少なくても1週間に2日は「リセット日」にあてられます。

するとコンディションを大きく乱すことなく乗り切ることができます。

リセット日には夜の予定は入れません。

前日の夜が遅いと朝はゆっくり寝ていたい気持ちになりますが、リセット日の朝はいつも通りに起きます。

朝起きたら、部屋のカーテンを開けて部屋に光を入れます。そこで大きく肩回しをしたり、ストレッチをしたりして、少しからだを動かします。

「リセット日」の朝はしっかり体温を上げて代謝を上げたいので、朝食には温かいものを食べましょう。インスタントでもいいのでみそ汁を飲む、野菜を切って電子レンジでチンするだけで「蒸し野菜のサラダ」もできます。ごはんに卵や納豆を添えれば、代謝がアップする朝食のできあがりです。

胃もたれがして食欲がない場合でも、みそ汁を一杯飲むだけで代謝の上がり方が変わります。

リセット日の夜は早めに帰宅して、夕食も早めにすませましょう。理想は19時までには食べはじめて、20時までに食べ終えること。お風呂もシャワーですませず、ゆっくり湯船につかります。

朝、スイッチがしっかり入っているので、夜は早い時間に眠くなるはずです。そのタイミングを逃さず布団に入ります。すると翌朝はスッキリと起きられ、いいコンディションで過ごすことができます。

週2～3日のリセット日で、「脂肪蓄積モード」から脱却することができ、お腹もスッキリとしてきます。

1カ月後の大森さん

1週間のスケジュールにリセット日を組み込むことはすぐにできました。平日のリセット日は寝不足が心配でしたが、意外に朝から爽快に過ごせました。

週末の日曜は妻と一緒に「リセット日」にするようにしました。

ふだん一緒に夕食を食べていないので、休みの日にきちんとごはんをつくり、会話をしながら食事ができるだけで、心もかなり満たされることがわかりました。

会話をしながら食べると、シャンパンの代わりに炭酸水を飲んでも、それはそれで満足するものですね。

リセット日をつくることで、これまで朝食をおろそかにしてきたことに気づき、改めてその大切さを感じています。

会食時の食べ方も意識していますが、クライアントに気を遣うことも多く、食事をセーブするのはなかなか難しいです。でも、21時以降は、蒸留酒に変えることは意識しています。帰宅後のアイスクリームも食べなくてもいい日が出てきました。今までは我慢しようと思ってもやめられなかったのに、本当に不思議です！

私も妻も日曜日をリセット日にすることで、1週間を気分よくスタートできるようになり、続いています。

最初の1週間で明らかにウエストが減ってきた実感があり、仕事のモチベーションが上がっています。

食事も仕事もスケジュール力だと改めて実感しました！

「脱・おばちゃん体型」に成功！

坂本紀子さん　金融・46歳

悩み

いわゆる「やせの大食いタイプ」で、これまでダイエットとは無縁でした。でも40歳を過ぎたら急に体重が増えてきました。

以前はちょっと増えてもすぐ戻っていたので、今回も「すぐ戻る」と楽観的に考えていたら、さらに増量してしまい、正直言ってあせっています。やせて見えると思うのですが、下腹だけがぽっこりして、明らかに体型が変わり、鏡で自分を見ると悲しくなります……。運動はまったくしていません。間食はあまりしませんが、食事も特に意識したことがなく、ひとり暮らしなので、食べたいものを気分で選んで食べています。最近、風邪を引きやすくなり、体調もあまりよくありません。何かを変えないといけないと思っているのですが、仕事帰りにスポーツクラブに行き、トレーニングするような時間も気力もありません。

アドバイス

太りにくい体質の人でも、年齢を重ねるにつれて代謝は落ちるので、運動不足でエネルギー収支が摂取に偏ると太るようになります。

体重の変動は、エネルギー収支の変動を表わしています。食生活が変わらないのに太りはじめるのは、消費カロリーが減ったからです。

坂本さんの場合、もともと運動はしていないので消費カロリーも変わっていないように見えますが、運動より多く消費しているのは基礎代謝です。

つまり、年齢とともに筋肉が減って基礎代謝が落ちてきたから太ったのです。

まとめてハードな運動よりも、こまめにからだを動かす

30代から40代へとなると、代謝はがくんと落ちてきます。このままからだを動かさないでいると、筋肉はさらに減って代謝は落ちる一方です。太りやすくなるだけでなく、さらに体調も悪くなり、仕事のパフォーマンスも低下していきます。

筋トレでもウォーキングでも何でもいいので、楽しく続けられる運動を探して始めましょう。駅や会社の階段を使う、ランチは少し遠出するなど、**日常生活の中でこまめにからだを動かす**ことも大切です。

早めに始めれば始めるほど体型は早く戻せます。そのまま放置してしまうと、なかなか戻りにくくなります。

やせ型だった人ほど、たんぱく質不足に注意！

運動習慣がなく、やせ型だった人が太りやすくなった原因として、**食事からとるたんぱく質の不足**が考えられます。

食事に無頓着な人は、ごはんものやパスタ、パンなど、手軽に食べられてお腹が満たされる穀類中心の食事に偏りがちです。

からだを動かしても、毎回の食事でたんぱく質がとれていなければ筋肉は増えません。

たんぱく質はとりだめができないので、毎食必ず1品、肉、魚、卵、大豆製品のいずれかをつけましょう。

外食の肉料理はたんぱく質が少ないものが多いので、低脂肪の肉を自宅で調理して食べるのがおすすめです。

鶏のむね肉やささみを電子レンジで蒸したり、フライパンで焼いて食べるだけでも、食事の質は変わってきます。

1カ月後の坂本さん

ずっと文化系でスポーツには縁がないと思っていたのですが、友人に誘われてランニングをしてみたら、からだを動かすのがちょっと楽しくなってきました。

会社では着られないような派手な色のスポーツウェアを着て走るといい気分転換になります。

今まであまり「これが食べたい」と思うことがなかったのですが、運動を始めたら、「今日はお肉が食べたい」とか、食べたいものが思い浮かぶようになってきました。

野菜や乳製品はとったほうがからだにいいのかな？　と思ってはいましたが、たんぱく質が全然足りなかったことは、指摘されるまで気づいていませんでした。

アドバイス通りに生活すると、なんと1週間で体重が減りはじめました！

自分でもお腹まわりがスッキリしてきたことがわかります。

何より体調がすごくいいです。

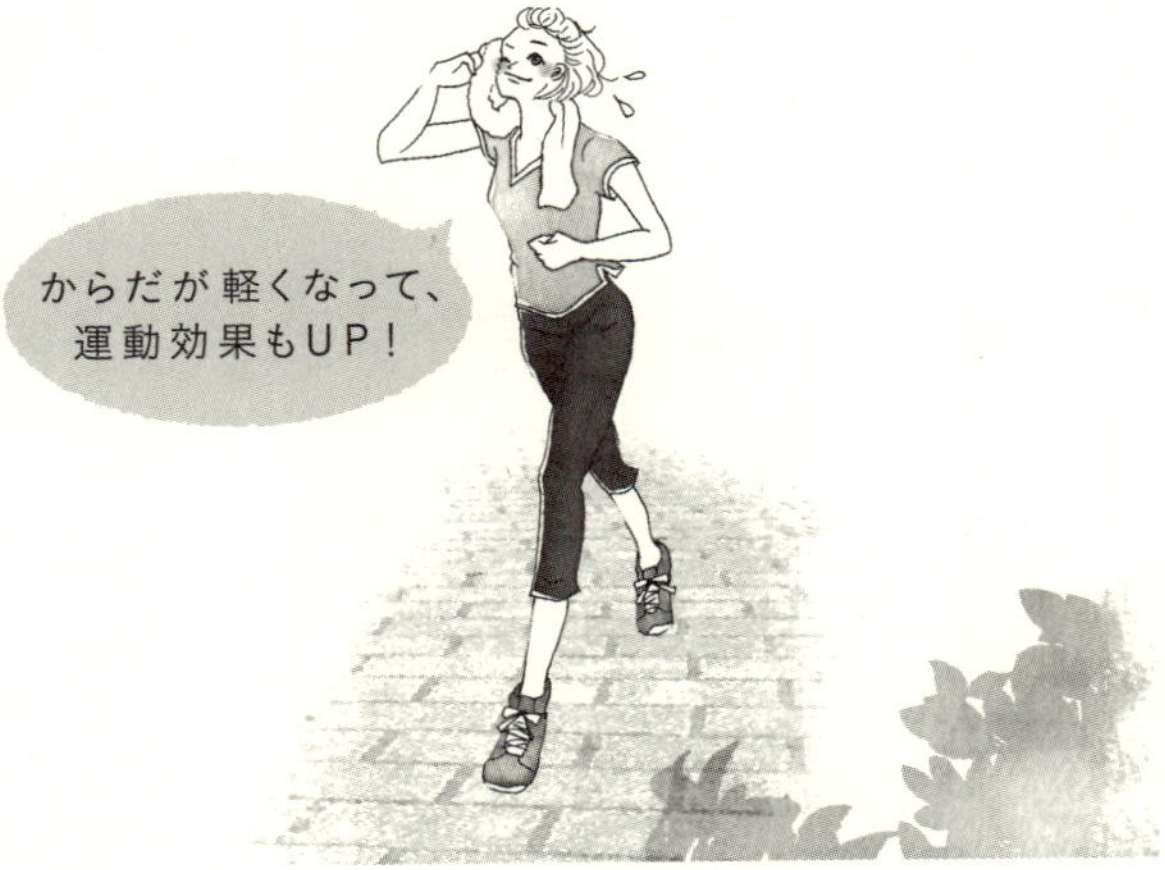

からだがこんなにわかりやすく変化することにも驚いています。

2カ月で、20代の頃の体型を取り戻すのを目標に、食事と運動の両方を意識していきたいと思います。

夫婦そろって、〝中年太り〟から卒業できました

谷崎恵理さん　サービス・42歳

悩み

夫と子どもの食事をつくり、家事をこなすのが精一杯で、いつも時間に追われています。朝は身支度しながらパンをかじる程度、通勤途中にコーヒーを一杯飲むのが毎日の習慣。ここで仕事モードに切り替えます。

お昼休みはできるだけ仮眠にあてたいので、ランチはコンビニのパンですませることが多いです。帰宅したらすぐ夕食づくりを始めないといけないので、夕方、職場でいただきもののお菓子を食べて、空腹をしのぐようにしています。

夕食は子どもたちに食べさせたあと、残りものを食べるので、内容は日によってば

らばら。できるだけ野菜は食べるようにしています。

午後10時過ぎに帰宅する夫との夕食が、やっとゆっくりできる時間です。私はおかずをつまんで缶ビールを1本飲んで晩酌につき合います。

いつも動きまわっているし、食べ過ぎているとは思えないのですが、明らかにお腹まわりにお肉がつきはじめています。

年齢のせい、といえばそうなのですが、同年代のママ友で働きながらスレンダーな体型を保っている人もいます。どうすれば、以前の体型に戻れるでしょうか？

アドバイス

子育てしながら働く女性は、どうしても自分のことは後回しになってしまいます。でもお腹まわりの脂肪は、そろそろ自分の食事も見直す時期が来ているというサインです。

落ち着いて食べていないことで、食事の満足度も得られないので、気がつかないところでカロリーをとっていることもあります。

手の込んだ食事をつくる必要はありません。忙しい中でも、できることを絞っていけば、必ずスッキリしたお腹を取り戻すことができます。

自分の食事を取り分ける

家族の食事を中心に考えている女性に多いのが、**「自分の食べているものを把握できていない」パターン**です。「ながら食べ」が続くと、「食べた」という満足感も得られません。食べていないつもりでも、カロリーオーバーを招く原因になります。

「自分は余った分を食べる」という考え方はやめて、食事をつくるときに自分の分もきちんとカウントして準備します。

子どもや夫の食事を盛りつけるとき、自分の分も盛りつけておくこと。目で見て、自分が食べている分量が把握できます。

子どもたちが残したごはんは、「余剰分」を食べているということです。残すのがもったいない、と感じるなら、ラップして翌朝にまわしたり、子どもたちが残さずにすむように、必要な分だけつくるように量を調整するのも手です。

どんなに忙しくても5分だけでも、必ず座って食べることも大事です。バタバタしながら食べると消化もスムーズに進みません。食べることに集中するほうが消化酵素も分泌されやすく、食べたものが代謝されやすくなります。

〝つまみ食い〟で糖質に偏っていませんか？

忙しくて小刻みに食べる人は、糖質食品ばかり食べている傾向があります。

糖質で血糖値を上げて目の前のことを乗り切り、血糖値が下がったらまた糖質食品をとる、という食べ方です。

この食べ方を続けていると、使い切れなかった糖質が脂肪に変わり、お腹ぽっこりにつながっていきます。

さらに、1日の中で血糖が上昇と下降をくり返し、この乱高下により疲れやすい、眠気に襲われる、イライラするなど、メンタルの不安定を招きやすくなります。

糖質をとると、それをエネルギーに変えるためにビタミンB_1を消耗するので、これも疲労を招く原因になります。

糖質単品の食事はやめて、必ずたんぱく質食品と野菜が入る食事にしましょう。朝食のパンに卵と野菜をサンドする。ランチには菓子パンはやめて、ハンバーガーやサンドイッチなど、具のあるパンに変えてください。

おやつはお菓子よりバナナや牛乳、チーズなど、栄養素の補給に役立つものを。

夕食で、子どもと一緒に肉や魚、大豆製品、卵などのたんぱく質食品を食べて、夫の食事につき合うときは、野菜料理を食べるというように、バランスを考えて食べましょう。

1カ月後の谷崎さん

5分座って朝食を食べることから始めました。落ち着いた食事ができていないことが原因で、結果的には食べ過ぎたり、栄養バランスが乱れていることに気づきました。意外と時間はつくれることがわかり、私が座って一緒に食べることで、子どもたちも落ち着いてしっかり食べることがわかりました。

朝、時間にゆとりを持って食べると、午前中の仕事の集中度が変わることは驚きでした。そのおかげで効率がよくなり、さらに時間に余裕が生まれました。

朝を変えることで、精神的に余裕のある1日を過ごせるようになったのが一番の変化です。夕食も自分の分を盛りつけることで、食べる量が把握できました。今まで食べていないつもりだったけど、意外と食べていたんですね……。

子どもたちの残したものは、翌朝の食事にまわすことにして、残りものを食べることもやめました。これらを意識しはじめて1カ月で、お腹まわりがスッキリしてきました。

イライラして子どもを叱ったり、「疲れた」という言葉を発する頻度も減ってきたようです。

夫の中年太りも気になっていたので、夜遅い食事も量を減らして、朝におかずをまわすようにしたら、夫も少しスマートになってきています！

夫婦でいい兆しが出ているので、二人で続けられそうです。

「出産後の体型の崩れ」を元に戻せて、自信が持てた

岩本久子さん　パート・35歳

悩み

30歳で出産したとき、体重が15kg増えてしまいました。がんばって1年で元に戻したのですが、下腹のたるみだけが元に戻りません。食事をとるとすぐにお腹が出てしまうので、カロリーは気にしているつもりです。

朝はヨーグルトと果物とシリアルで軽くすませて、ランチはパンとサラダを食べます。夕方、職場で休憩しながらおやつを食べます。帰宅後急いで夕食をつくるので、食べる頃には疲れて食欲もあまりなく、夕食は子どもが残したおかずをつまむ程度です。からだが冷えやすく、いつも便秘気味です。

運動もしたほうがいいとは思うのですが、子どもを連れて散歩するのが精一杯です。子育て中でも、もっとおしゃれを楽しみたいし、このまま太っていくのはイヤだと思ってはいるのですが、なかなか具体的な対策に踏み出せずにいます。

夏になる前に、お腹まわりをスッキリさせることはできませんか？

アドバイス

食事のカロリーを極端に控えているので、岩本さんのからだは常にエネルギー不足。代謝をぐっと落として、省エネモードで動いている状態です。

からだが冷えるのはエネルギー不足の証拠、便秘は食事量が足りない証拠です。このままではますます代謝が落ちてしまい、食べる量を減らしても思ったように体重は減らず、体調不良を招きやすくなります。

まずは「やせる」ことよりも、**きちんと食べてエネルギー代謝のいいからだをつくる**ことです。

お腹が出る原因は食べ過ぎではなく、筋肉の減少です。

出産後、腹筋はほとんど落ちてしまいます。妊娠中に活動量が低下するので、そのほかの筋肉も減ってしまいます。だから食べる量を減らすだけでは、体重は戻せても、体型は戻らないのです。もう一度理想の体型に戻すには、筋肉をつけてからだをつくり直す必要があります。

朝食の量を増やして気力・体力をアップ！

まずは**朝食でしっかり代謝を上げる**ことです。今の朝食は量が少なく、からだが温まりにくい内容です。

できれば、朝はごはんに変えましょう。

ごはんに目玉焼きや焼き魚をつけて、今食べている果物とヨーグルトを添えればエネルギーが満たされて、朝の体温が一気に上がります。からだの冷えも解消されやすくなるので、体感してみてください。

運動不足も代謝を落とす原因になっています。食事の量を増やすと体力も気力も向上するはずです。

心身の余裕ができたら、通勤時間に少し遠回りして歩くなど、意識して活動量を増やしましょう。

また、腹筋運動を取り入れて筋肉量アップを目指してください。

週に2回でいいので、回数を決めずに、キツイと感じるまで腹筋をやってみてください。

妊娠・出産で落ちてしまった筋肉を取り戻していきましょう。

夕方に「エネルギー補給」で、落ち着いた夕食に

夕食をつくりはじめる段階ですでにエネルギー切れになっているので、気力がなくなり、食欲も落ちてしまいます。

おやつを食べるよりも、**夕方に、おにぎりやサンドイッチを食べて野菜ジュースを添える**など、食事代わりになるものを食べてエネルギー補給しましょう。すると、帰

宅後、落ち着いて食事をつくり、食べることができます。

一見、食べている量が増えるので体重が増えてしまうのでは、と心配になるかもしれませんが、お菓子で脂肪や糖分をとるより、必要な栄養素をとることで、からだの中から変わって太りにくくなります。

1カ月後の岩本さん

食べる量を増やすと、もっと太るのではないかと心配でしたが、1週間だけやってみることにしました。

朝食を変えるだけで、からだの温まり方がまったく違うことがわかりました。

朝からからだが温まると、午前中の気分が違います。気持ちよく子どもを保育園に送り届けることができ、仕事もはかどります。お昼におにぎりと野菜ジュースを買っておいて、夕方の休憩時間に食べました。

すると帰宅後に動きたくないくらいぐったりしていたのがウソのようで、今では子どもの話を聞いてあげながら夕食の準備ができます。

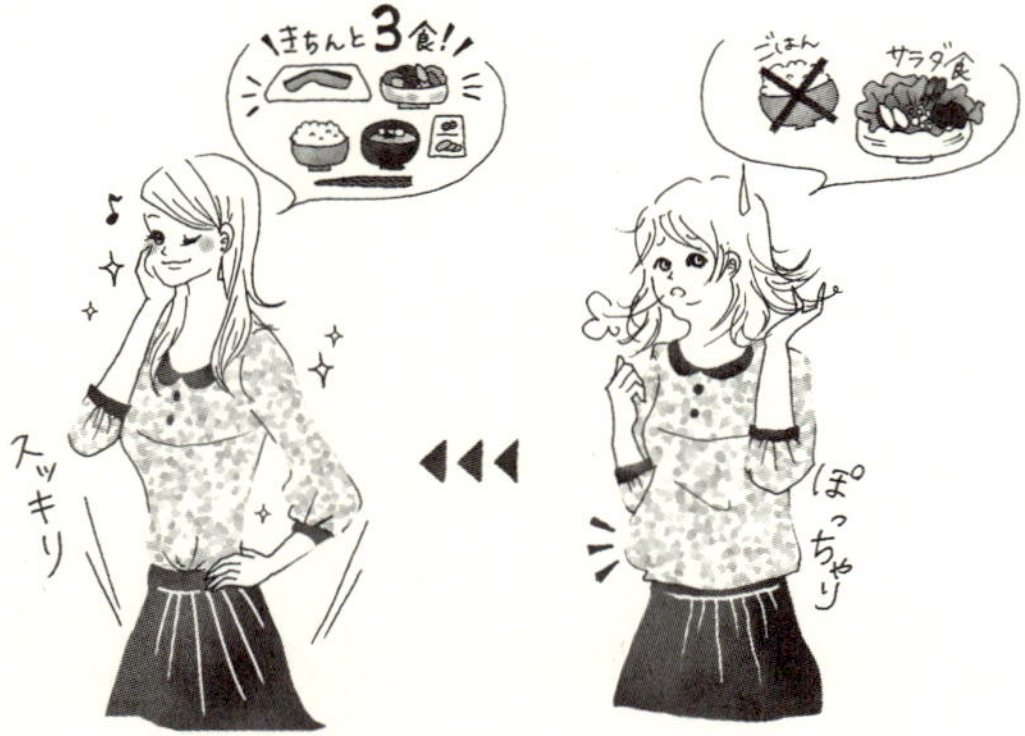
きちんと3食!
ごはん
サラダ食
スッキリ
ぽっちゃり

食べる量を増やして、栄養もしっかりと

今まで食べている量が少なかったんだ！と実感しました。

便秘もだいぶよくなりました。

お腹まわりもちょっとスッキリしてきた感じがあります。

腹筋運動は、週に2回できたり、1回しかできなかったり、やらない週もあったり……と、まだまだなのですが、週末、夫と一緒に歩くようになりました。

子どもと一緒におしゃれが楽しめるように取り組んでいきたいと思います。

あこがれの〝引き締まったお腹〟が手に入った

五十嵐進さん　営業職・33歳

悩み

食べることが大好きで、すぐ太ってしまうので、週3回ジムに通っています。体組成を計ったら、体脂肪率が高く、筋肉が少ないと言われたので筋トレをしているのですが、全然筋肉がつきません。ランニングをがんばると体重は減りますが、ちょっとサボるとすぐにリバウンドしてしまいます。

体脂肪を減らしたいので、朝食で普通の人の2倍量くらい食べて、昼食はサラダ程度、終業後にランニングをしています。

糖質制限中なので、ふだんはごはんを食べないのですが、時々、ラーメンやチャーハンなど、ボリュームのあるものが猛烈に食べたくなり、我慢できなくてがっつり食べてしまいます。その後、自分の意志の弱さにものすごい自己嫌悪に陥ってしまいます。

アドバイス

運動しただけでは筋肉はつきません。筋トレで筋肉を刺激して筋繊維を壊し、そこを食事からとったたんぱく質で修復することで、筋肉は大きくなります。

筋肉を増やす材料となる**たんぱく質が足りていないので、筋トレをしても筋肉がつかない**のです。それに、たんぱく質をとるタイミングも重要です。筋トレで筋肉を破壊したそのタイミングで体内にたんぱく質がないと、筋肉の材料になりません。

脂質は体脂肪、糖質はグリコーゲンというように体内にストックする形がありますが、たんぱく質はからだに貯蔵する形がありません。とりだめはできないので、朝いっぱい食べたとしても、夕方のトレーニングのあとに筋肉に変わる材料が不足している状態です。

筋トレをしても筋肉がつかないだけでなく、今の食生活はむしろ筋肉を減らしています。ふだんの生活でも、エネルギー源として糖質が必要です。糖質制限をしているため、体内に使える糖質がなく、常にエネルギー不足の状態に。

さらに、せっかくランニングをしているのに、糖質不足のために筋肉を壊して、たんぱく質から糖質をつくって走っている状態になっています。脂肪は燃えずに、筋肉を削る生活をしていては、基礎代謝は落ちる一方です。

だから、ちょっと活動量が減っただけで、お腹が出てしまうのです。

食べ方を変えて筋肉をつけて代謝を上げ、脂肪が燃焼されやすい＝太りにくいからだをつくりましょう。

次の食事までに「エネルギー切れ」にならない量を

糖質はそのときのからだに必要な量をきっちりとることが大事です。多すぎると脂肪に変わりますが、不足すると筋肉を削って代謝を落とすことになります。集中力が落ちて疲労もたまりやすく、運動のパフォーマンスも下がります。猛烈にラーメンやチャーハンを食べたくなるのは、からだが極度に糖質不足になっているからです。そのあとに気持ちが落ち込むのは、血糖が急上昇、急降下することで精神的に不安定になるからです。

今の食事の糖質量は、次の食事までの時間と運動量によって決まります。次の食事までしっかりエネルギー切れにならない状態をつくるのです。

たとえば18時からランニングをして、夕食を食べるのは20時になるとしたら、昼食では20時までエネルギー切れにならない量を食べる必要があります。昼食をそれほど増やせない場合は、16時頃おにぎりやバナナを食べて、プラスする方法もあります。

筋肉をつくる「たんぱく質食品」を毎食とる

たんぱく質はからだの中で貯蔵することができません。

しかし、筋肉だけでなく全身の細胞はたんぱく質でできていて、常に代謝をくり返しているので、毎食きちんと食べて、常に体内にたんぱく質の材料を送り続ける必要があるのです。

たんぱく質の合成が盛んになるのは、筋トレの直後や就寝直後です。このタイミングでからだの中に、たんぱく質の材料がある状態になっていなければなりません。だからこそ、運動する前の食事でしっかりたんぱく質をとっておく必要があるのです。前の食事で不足気味だったときは、運動の前に牛乳を飲んだりして少しプラスする方法もあります。

1カ月後の五十嵐さん

今まで筋肉をつけるためにやっていたことが、すべて逆効果だったと知ってショックを受けました。これまでの食生活を振り返ってみると、「食べると太る」という意識が強すぎて、常にセーブしてきたと思います。

食べていいと言われても太ってしまうのではないかと半信半疑だったのですが、せっかくカウンセリングを受けたので、ためしに糖質やたんぱく質を意識してとってみたら、太らないことがはっきりわかりました。

太らないだけでなく、ランニングのペースを上げることができて、疲れも残りにくくなりました。正直言って、筋トレは嫌いで無理してやっていたのですが、きちんと食べてトレーニングすると気持ちも前向きになりました。

これまで体脂肪が多いから、からだが重く感じるのだと思っていましたが、筋肉がなかったせいなのだということがはっきりとわかりました。

朝食の量を減らして、昼食をしっかり食べるようにしたら、仕事にも集中できるようになりました。からだの調子がよく、精神的にも安定してきたら、ラーメンを食べたいという衝動は不思議なくらいなくなりました。

ダイエット歴10年、初めて「リバウンドなし」に成功！

柴田久美さん　事務・30歳

悩み

10代の頃からスリムなモデル体型にあこがれて、友達よりも早くいろいろなダイエット法を試して、話題にしていました。

いつも自分は「太っている」と感じていて、やせたい！　と思い続けています。

以前は、ダイエットに成功することもあったのですが、もともと太りやすい体質でリバウンドをくり返してきました。ここ1、2年はどんな方法を試してもうまくいかず、このまま体重が増えるだけなのではないかと心配しています。

ヨガもやっていますし、脂肪を燃やすために日頃、できるだけ歩くことを心がけていますが体重は減りません。

今では何をやってもやせない体質かもしれないとあきらめる気持ちと葛藤中です。

朝は苦手で、朝食はほとんど食べません。コーヒーを飲むくらいです。

お昼は同僚とうどん屋さんで、小盛りのうどんといなり寿司のセットを食べます。太るので、間食はできるだけしないように気をつけています。

夕食は20時頃、自宅で家族と一緒に食べます。夫のために品数を多くつくり、肉料理が中心になりますが、野菜サラダはたっぷり添えます。ごはんは1膳です。夕食後にビタミンCを補給するため、季節の果物を食べるのが習慣です。

以前はまったく気にならなかったのに、昨年から肌もくすみがちで、シミも目立ってきた気がします。ここで気をつけるかどうかが、ターニングポイントになる気がしています。ダイエット情報に振り回されず、キレイに30代、40代を乗り切る方法を教えてください。

アドバイス

無理なダイエットをくり返し、リバウンドをくり返すと、どんどん体脂肪率の高いからだになります。

筋肉量が減り、代謝が落ちるため、ダイエットしてもやせにくくなってしまうのです。

こうなってしまったら、体脂肪を減らすことより、**筋肉を増やして代謝のいいからだをつくることを優先**し、その後、体脂肪を減らすことを考えます。

「夕食マイナス1品、翌朝にプラス1品」を実行

1日の食事を見渡したとき、朝から昼、昼から夜にかけて食べる量が増えています。夜の比重が高くなると体脂肪が蓄積されやすくなります。

また朝食を抜くと、脳にエネルギーを送るために、筋肉を削って糖質をねん出する

必要があるので、筋肉が減って代謝の低いからだをつくることになります。この夜型の食事を朝型に変えるだけで、代謝を上げて体脂肪を減らすことができます。

まず夕食後の果物は朝に移しましょう。果物は夜食べるとダイレクトに脂肪に変わりますが、朝はからだにエネルギーを送り、代謝のいいからだをつくることに役立ちます。また、**夕食のおかずを少し減らして翌朝に移しましょう。**

夕食の量を減らすと寝起きの気分もよく、朝食もおいしく食べられるようになります。

まずは、減ってしまった筋肉を取り戻す

筋肉が脂肪をもっとも燃焼してくれるので、筋肉が少ない状態ではウォーキングなどの有酸素運動をしても、効率よく脂肪が燃えません。まずは減った筋肉を戻すことを優先しましょう。大きな筋肉を刺激すると効率よく代謝を上げることができるので、お尻や太ももなど下半身の筋肉を強化するスクワットなどが効果的です。

筋トレのあとは血液中に脂肪が流れてきますので、このタイミングでウォーキングなどの有酸素運動をすれば効率よく脂肪が燃えます。

筋肉をつけるためには、その材料となるたんぱく質をとることも大事です。

朝、昼、夕、それぞれの食事に1品は、たんぱく質食品を加えましょう。朝のごはんに納豆を添える程度でも十分です。

ランチは栄養素がしっかりとれるメニューを選びましょう。うどん屋さんでは、穀類に偏ってしまうので、**定食が食べられる店に行く**ことです。うどん屋さんしかない場合は、必ず卵をトッピングして、たんぱく質を補給しましょう。昼食から夕食までの時間が空くので、夕方にヨーグルトや豆乳などを少しとっておくのもよい方法です。

1カ月後の柴田さん

朝は苦手なので朝食を食べるのは難しいと思っていましたが、夕食を減らすと食べられることがわかりました。フルーツも朝にまわすようにしたら、手足の冷えが改善されました。おやつは食べないほうがいいと思って我慢していたのですが、夕方にヨーグルトを1個食べることで、落ち着いて夕食を食べられることもわかりました。いつもかなり空腹な状態で夕食を食べるので、ついつくり過ぎて食べ過ぎてしまっていたんですね。

朝の気分に余裕が出て、出勤前にスクワットをするようにしました。体組成の数値が変わるのには少し時間がかかりそうですが、からだが軽くなり、キビキビと動きやすくなったと実感しています。

最近、週に3日はお弁当をつくるようにしました。お弁当を食べてから、会社のまわりを歩くようにしているんです。たんぱく質食品を卵焼きか焼き魚、鶏肉の照り焼きのどれかを入れることに決めると、メニューを考えることが思ったよりもラクチンで、今のところ続けられそうです。野菜は電子レンジでチンして詰めるだけ。

手抜き弁当なのですが、今までのランチよりも栄養バランスは明らかによくなりました。節約にもなって、お腹まわりの脂肪も落ちる。いいことずくめなので、もう少し続けたいと思います。

「外食続き」でも、からだが引き締まって体調もみるみる改善

片岡りえさん　金融機関管理職・40歳

悩み

1日3食とも外食です。料理をする時間は趣味や勉強にあてたいと思ってきたので、これまではあまりやったことがありません。たまにつくっても食材が余って捨てることになり、ムダになってしまいます。

外食でもできるだけ野菜をつけたり、カロリーの低そうなものを選ぶなど気をつけているのですが、年々お腹に脂肪がついてきて落ちにくくなりました。

便秘がちで肌の調子もよくありません。これは外食の影響でしょうか。

何より、仕事に対するパワーが落ちてきたことが気になります。入社時から、キャ

リアを積んで男性に負けないくらい努力をしてきました。管理職になり、ここからさらにパワーアップしなければならないので、心身ともに調子を整えたいです。

アドバイス

外食ではどうしても選べるメニューが限られてしまうので、栄養素は偏りがちになります。特に野菜が不足しがちで、これが便秘や肌荒れの原因になります。

外食の肉料理でよく使われるロースやバラ、ひき肉などは高脂肪なので見た目より高カロリーです。つやを出したり、温度を保つためといった理由で、家庭よりも油の使用量も多くなりがち。食べ過ぎているように感じなくてもお腹に脂肪がたまりやすくなります。

少しでも自宅で不足しがちな緑黄色野菜や魚、大豆製品を補えば、外食中心でもいいコンディションで過ごすことはできます。

外食はいつも違う店で

いつも同じレストランを利用すると、とれる栄養素は偏りがちになります。いろいろな栄養素をとるために、外食をするときは、できるだけお店を変えるようにします。お店の数が少ないならメニューを毎日変えます。**同じものを食べ続けず、毎日変えるの**が、上手な外食の秘訣です。魚を食べられるお店を探すことも大事です。週に3回は魚を食べることを目標にしましょう。

休日は自宅で補う

外食だけでカロリーを抑えつつ、栄養価の高い食事をとるのはかなり難しいことです。30代を過ぎたら、自分のからだを大事にする意味でも、**休日だけでも自宅で不足分を補う日をつくりましょう。**

１週間を振り返って、不足した食べ物を考えます。野菜や魚が不足したと感じたら、これらを中心に食べるようにします。週末につくることに慣れてきたら、平日も野菜だけは自宅でとるようにしましょう。

一度にたくさんの種類を多く買うと使い切れないので、一度に買うのは2～3種類にして、次の週は違う種類を買います。すると、１カ月の中では複数の野菜を食べることになります。魚や肉は小パックのもの、野菜も小カットで売られているお店もありますので、近隣のスーパーを見てみてください。

魚は焼くだけでいいですし、野菜もゆでて（電子レンジで蒸してもＯＫ）ドレッシングやポン酢をかけたり、ごま和えにするなど、簡単な調理でおいしく食べられます。

１カ月後の片岡さん

外食が習慣化していたので、食べるものは気にしていると言いつつ、行き当たりばったりで食べていたことに気づきました。

今では食事に行く前に「最近、魚を食べたっけ？」「昨日はどんなものを食べたっけ？」と考えて、「今日のお昼は、魚料理にしよう」と意識して生活できるようになりました。

週末の料理も始めてみたら、案外楽しめるようになってきました。

野菜を食べようと決めたら買い物に行くようになって、食材を見るとつくって食べたくなるという好循環が生まれてきました。

休日に野菜のおかずをつくり置きして、平日に食べることも多くなりました。それほど体調が悪いとは思っていなかったのですが、食事を変えたら疲れにくいなどからだが変わったことを実感しています。

週末に食材の買い出しのために歩く時間も増えて、体力そのものがついてきた感じがします。

健康への不安がなくなり、体型にも自信が持てると、今まで以上に仕事に集中できるようになってきました。まだまだ始めたばかりなので、これからもっと自分のからだと向き合っていきたいと思います。

おわりに

ここまで読み進めていただき、「食事でからだは変わる」「食事の効果は体感できる」ということをわかっていただけたと思います。

お腹がスッキリするだけでなく、活動的に過ごせて気持ちも前向きになり、人生が好転していく！　そんな最高のコンディションが手に入るのです。

ここで紹介したプログラムをライフスタイルとして定着させ、「一生もののスキル」としてずっと使っていただけたらうれしいです。

私はこれまで25年間、健診機関、人間ドック、企業の健康管理領域で栄養指導を行なってきました。その中で、「確実に効果を出す栄養指導メソッド」を確立しました。

これまで５００社を超える企業や全国自治体、健康サービス機関の専門職の方が学び、メタボリックシンドロームや生活習慣病の改善に活用されています。

これをもとに、自分のからだに向き合い、自分の力で食生活を整えられるように新たに考案したのが、本書で紹介した「食コンディショニングプログラム」です。


私自身、このプログラムを実践していくうちに、食事とからだのつながりを感じる力が高まり、栄養素の過不足まで体感できるようになりました。

今では、食べたいものとからだが求めているものがぴったり合うようになり、ストレスなく食事を楽しめるようになりました。

そして更年期まっただ中の50歳になる今、自分史上最高のコンディションを手に入れることができました。

40歳からフルマラソンに挑戦し、47歳でマスターズ陸上の短距離種目１００ｍへの挑戦を始め、現在も記録を更新中です。

これからも、その時々の最高のコンディションで、人生を全力で楽しみたいと思います！

あなたも自分史上最高のコンディションを目指し、日々を輝かせてください！

本書ができたのは、これまで「食コンディショニング」に共感してくださった方々、私の生き方を応援してくれるスタッフと家族のおかげです。

最後に、執筆にあたり、たくさんのアイデアとサポートをいただいた大久保朱夏さんにこの場を借りて心から感謝申し上げます。

小島 美和子

本書は、本文庫のために書き下ろされたものです。

1週間《しゅうかん》でお腹《なか》から
スッキリやせる食《た》べ方《かた》

著者　小島美和子（おしま・みわこ）
発行者　押鐘太陽
発行所　株式会社三笠書房
〒102-0072 東京都千代田区飯田橋3-3-1
電話　03-5226-5734（営業部）03-5226-5731（編集部）
http://www.mikasashobo.co.jp
印刷　誠宏印刷
製本　ナショナル製本

© Miwako Oshima, Printed in Japan ISBN978-4-8379-6753-8 C0130

王様文庫

王様文庫

9日間〝プラスのこと〟だけ考えると、人生が変わる

ウエイン・W・ダイアー【著】
山川紘矢【訳】
山川亜希子【訳】

「心の師（スピリチュアル・マスター）」ダイアー博士の、大ベストセラー！　必要なのは、たった「9日間」――この本にしたがって、「プラスのこと」を考えていけば、9日後には、「心の大そうじ」が完了し、驚くほど軽やかな人生が待っています。

ちょっとしたことで大切にされる女《ひと》 報われない女《ひと》

黒川伊保子

「なぜ?」「どうして?」男と女の〈すれ違い〉がなくなる本。男と女の脳は、驚くほど違う。だからこそ、「いい女、かわいい女、できる女」になる、言葉の紡ぎ方、情の交わし方が、あるのです。◇この「問いかけ」で男は気持ちを揺さぶられる　◇こんな「無邪気さ」は無敵　◇〝イヤな気持ち〟の処理法

心屋仁之助のなんか知らんけど人生がうまくいく話

心屋仁之助

あなたも、「がんばる教」から「なんか知らんけど教」に宗旨がえしてみませんか?　＊「愛されていない劇場」に出るのはやめよう　＊どんな言葉も「ひとまず受け取る」　＊お金は「出す」と入ってくる……読むほどに、人生が〝パッカーン〟と開けていく本！

K30330